Dem Angstriesen entgegentreten

Ursula Tirier

Dem Angstriesen entgegentreten

Schritt für Schritt zu neuer Lebensfreude

Patmos Verlag

VERLAGSGRUPPE PATMOS

PATMOS
ESCHBACH
GRÜNEWALD
THORBECKE
SCHWABEN
VER SACRUM

Die Verlagsgruppe
mit Sinn für das Leben

Wichtiger Hinweis:
Die in diesem Buch enthaltenen Informationen, Hinweise und Übungen wurden nach bestem Wissen der Autorin erstellt und sorgfältig geprüft. Sie ersetzen jedoch nicht den persönlich eingeholten (psycho-) therapeutischen oder medizinischen Rat. Verlag und Autorin können für Irrtümer oder etwaige Schäden, die aus der Anwendung der dargestellten Informationen, Hinweise oder Übungen resultieren, keine Haftung übernehmen. Deren Nutzung bzw. Durchführung erfolgt auf eigene Verantwortung der Leserinnen und Leser.

FSC
www.fsc.org
MIX
Papier aus verantwortungsvollen Quellen
FSC® C014138

Für die Verlagsgruppe Patmos ist Nachhaltigkeit ein wichtiger Maßstab ihres Handelns. Wir achten daher auf den Einsatz umweltschonender Ressourcen und Materialien.

Verlagsgruppe Patmos in der Schwabenverlag AG, Ostfildern
www.patmos.de

Umschlaggestaltung: Finken & Bumiller, Stuttgart
Gestaltung, Satz und Repro: Schwabenverlag AG, Ostfildern
Druck: Finidr s.r.o., Český Těšín
Hergestellt in Tschechien
ISBN 978-3-8436-1113-8

Inhalt

Einleitung

„Die Angst macht mich völlig fertig. Sie schnürt mir mein Leben ab.“

„Wenn die Angst auftaucht, dann zieht sich bei mir alles zusammen. Meine Stimme wird klein. Ich mache mich klein.“

„Ich will dann nur noch wegrennen.“

In dieser oder ähnlicher Weise schildern mir Menschen ihr Erleben, wenn sie unter übermäßigen Ängsten leiden. Dabei berichten sie vor allem von Gefühlen der Erniedrigung, der Hilflosigkeit und der Scham, verbunden mit dem Erleben der eigenen Unfähigkeit, den Ängsten etwas entgegensetzen zu können.

Angst ist zunächst ein normales reflexartiges Erleben, das für uns Menschen lebensnotwendig ist. Sie besitzt eine Signalfunktion und schützt uns vor Gefahren. Doch es gibt auch eine andere „Art“ von Ängsten. Diese können überfallartig in das Leben eines Menschen eindringen, sie können sich aber auch heimtückisch über eine längere Zeit anschleichen. So oder so – wenn sie sich in einer Person eingenistet haben, dann ist irgendwann der ganze Mensch betroffen: Der Körper ist zunehmend erschöpft, Stimmungen und Gedanken sinken einem Tiefpunkt entgegen, soziale Kontakte werden reduziert, die Bewegungsfreiheit wird immer mehr eingeschränkt. Dies kann so weit gehen, dass der Betreffende nicht mehr in der Lage ist, den einfachsten Dingen in seinem Leben nachzukommen.

„Ich fühle mich wie in einem Kokon gefangen“, so eine Patientin.

In diesem Buch möchte ich vor allem für Betroffene einzelne Schritte und Wege aufzeigen, ihre Ängste zu verstehen, den negativen Kreislauf, diesen „Kokon", zu durchbrechen und sich dem Leben wieder öffnen zu können.

Die Behandlung von Angststörungen ist ein Schwerpunkt in meiner dreißigjährigen psychotherapeutischen Arbeit. Das Fundament bildet dabei die Logotherapie als eine sinnzentrierte Psychotherapie. Sie spricht dem einzelnen Menschen die Fähigkeit zu, sein jeweiliges Leben auch angesichts von Bedrohungen und Leiden verstehen und gestalten zu können. Immer wieder mache ich die Erfahrung, dass das Gedankengut der Logotherapie Menschen mit Angststörungen eine wertvolle Hilfe sein kann. Dieses Buch wird die einzelnen Schritte aufzeigen, die ich dabei mit meinen Patienten gehe. Dabei werde ich Geschichten, Bilder, Fragestellungen und gedankliche Übungen mit einflechten, die sich bei meinen Patienten im Umgang mit ihren Ängsten seit vielen Jahren sehr bewährt haben. Auch Ihnen als Leserin oder Leser wird damit die Möglichkeit geboten, erst innezuhalten und nach eigenen Antworten zu suchen, bevor Sie im Text weiterlesen.

Dieses Buch kann selbstverständlich keine Therapie ersetzen. Denn im Rahmen psychotherapeutischer Gespräche werden ausführlich persönliche Lebenserfahrungen und Lebensfragen besprochen. Und jeder Patient, jede Patientin braucht Zeit, um das Besprochene Schritt für Schritt im Alltag umsetzen zu können. Doch dieses Buch kann eine Hilfestellung geben, diese Schritte zuversichtlicher und entschlossener zu gehen.

Was sind Angststörungen?

„Meine Psychologin hat mir die Angst genommen, dass ich verrückt bin. Und sie hat mir bewusst gemacht, dass ich nicht die Einzige bin, die Hilfe wegen ihrer Ängste braucht." So schreibt eine Patientin wenige Wochen nach Beginn der Therapie in ihr Tagebuch.[1]

Sehr häufig können Menschen, die unter übermäßigen Ängsten leiden, sich selbst und ihr Verhalten immer weniger verstehen. Nicht selten haben sie zusätzlich Angst, verrückt zu sein.

Angst gehört grundsätzlich zum Leben dazu. Es gibt nichts, wovor ein Mensch nicht Angst haben könnte. Jede Situation, in die wir hineingeraten, jeder Schritt, den wir gehen, jeder Gedanke, der uns in den Kopf kommt, kann uns ängstigen. In jeder kleineren oder größeren menschlichen Problematik ist Angst enthalten, als Auslöser und/oder als Folgereaktion. So kann beispielsweise hinter einem Konflikt am Arbeitsplatz die Angst stehen, nicht genügend geleistet zu haben, vielleicht sogar grundsätzlich nicht zu genügen.

Grundsätzlich wird unterschieden zwischen den *realen Ängsten* und den *Angststörungen*.

Reale Ängste, die wir Menschen bei tatsächlicher Bedrohung und Gefahr erleben, haben für uns eine Schutzfunktion. Wenn zum Bespiel ein Student vor einer Prüfung noch nicht genügend gelernt hat und nun die Angst auftaucht, er könne durchfallen, dann kann ihn diese Angst in positiver Weise auffordern, mit dem Lernen zu beginnen. Oder auch ein entgegenkommendes Fahrzeug auf der Fahrbahn hilft uns, reflexartig zu reagieren, um unser und auch fremdes Leben zu schützen.

Kommen mehrere innere und äußere Gefahren- und Konfliktsituationen bei einer Person zusammen, so kann es geschehen, dass diese immer weniger adäquat auf ihre Angst reagieren kann. Die Angst beherrscht sie und bestimmt ihr Leben. Der Betreffende ist immer weniger in der Lage, seinen Lebensalltag zu bewältigen. Lebensfreude und Zuversicht gehen ihm zunehmend verloren. In diesem Fall sprechen wir von einer *Angststörung* als einer psychischen Erkrankung, die in den meisten Fällen eine therapeutische Hilfe benötigt.

Angststörungen können sich primär und auch sekundär in der Folge einer weiteren Erkrankung (z. B. von Depressionen) oder eines schweren Schicksalsschlages (z. B. nach Verlust des Arbeitsplatzes, schwerer Erkrankung oder Verlust eines geliebten Menschen) entwickeln.

Grundsätzlich gilt: Ängste können in vielfältiger Weise entstehen und sich in einem Menschen ausbreiten. Zunächst ist es wichtig, dass der Betreffende sich und sein Leiden verstehen kann, um dann zu lernen, eigenständig damit umzugehen.

Der Beginn der Psychotherapie

Ein Fallbeispiel aus meiner Praxis:
Anja S. ist 41 Jahre alt. Sie wird von ihrem Mann in meine Praxis gefahren. Selbstständiges Autofahren – früher eines ihrer Hobbys – traut sie sich schon seit Wochen nicht mehr. Auch den Weg in Supermärkte oder zum Wochenmarkt wagt sie nicht mehr. Sie hat Angst umzufallen, und dies vor den Augen aller anderen.

Bis vor einem halben Jahr war sie nie krank. Ihre Arbeit als Steuerfachgehilfin hat sie immer gerne ausgeführt, hat diese in der letzten Zeit auch „irgendwie" noch gut gemeistert. Bis vor einer Woche. Das Herzrasen, das Schwindelgefühl, die Angst, umfallen zu können, bremsen sie. Sogar der Gang zu den Mülltonnen außerhalb des Hauses ist eine Tortur für sie.

Sie versteht die Welt nicht mehr. „Früher war ich doch so stark, habe so viel geschafft. Jetzt traue ich mich überhaupt nichts mehr. Traue mir sogar selbst nicht mehr." Das vom Hausarzt verschriebene angstlösende Medikament hilft nun auch nicht mehr. Der negative Kreislauf der „Angst vor der Angst" hat sich längst geschlossen.

Jetzt kommt sie in meine Praxis, fest entschlossen, den negativen Kreislauf zu durchbrechen.

Zu Beginn der Psychotherapie wird zunächst im Sinne einer Anamnese eine ausführliche Erfragung der Lebensgeschichte und der gegenwärtigen Symptome durchgeführt. Dies dient zum einen dazu, um andere, vor allem körperliche Ursachen der Symptome auszuschließen und eine Diagnose zu erstellen. Dazu gehört unter Umständen auch das Zusammentragen ärztlicher Befunde.

Zum anderen ist es mir wichtig, dass ich die Patienten kennenlerne und dass sie sich selbst und ihre Symptome im Zusammenhang mit ihrer Lebensgeschichte und ihrer Persönlichkeitsstruktur bewusst anschauen und besser verstehen lernen.

Im Zentrum der Symptomatik bei Anja S. standen die wiederkehrenden Attacken von innerer Unruhe, innerem Zittern, Luftnot, das Gefühl der absoluten Hilflosigkeit, die Angst vor der Angst. Ärztliche Untersuchungen hatten keine krankhaften körperlichen Befunde ergeben.

Beim Schildern ihrer Lebensgeschichte wurde Frau S. auch deutlich, welche Eigenschaften und Haltungen zu ihrer Persönlichkeit gehören. Dabei erzählte sie beispielsweise, dass sie sehr pflicht- und verantwortungsbewusst sei, dass sie immer das Gefühl habe, jedem helfen zu müssen, dass sie nicht gut „Nein“ sagen könne, dass sie oft unter einem schlechten Gewissen leide und dass das Thema Endlichkeit und Tod für sie mit vielen Ängsten verbunden sei. Auch habe sie Angst, die Kontrolle zu verlieren.

Diese Schilderungen ihres Erlebens und ihrer Symptomatik sind in dieser Form selbstverständlich einzigartig. Gleichzeitig wird daran deutlich, wie vielschichtig ein einzelnes Krankheitssymptom mit der jeweiligen Person und ihrer vergangenen und gegenwärtigen Lebensgeschichte verwoben ist.

Bei all der Vielschichtigkeit einer psychischen Erkrankung ist es mir wichtig, zunächst bei dem vordringlichen Symptom anzusetzen. Dies bedeutet, bei dem Vorliegen einer Angststörung zunächst bei der Angst selbst anzusetzen. Für die Betreffenden ist es zuallererst wichtig, die Angst zu verstehen, damit Selbstvertrauen und Zuversicht wieder den Blick auf die Lebensmöglichkeiten öffnen können. Dann geht es darum, schrittweise zu lernen, mit den Ängsten umzugehen.

Der „Scheinriese“ Angst

Um dies zu veranschaulichen, erzähle ich gerne die Geschichte von dem Scheinriesen Herrn Tur Tur aus dem Kinderbuchklassiker *Jim Knopf und Lukas der Lokomotivführer* von Michael Ende.[2]

> Lukas, der Lokomotivführer, und der kleine Jim Knopf sind zusammen mit ihrer Lokomotive Emma unterwegs, um die Prinzessin Li Si aus der Drachenstadt zu befreien. Auf dem Weg dorthin müssen sie eine Wüste durchqueren. Nach einer Weile verlieren sie die Orientierung und wissen nicht mehr, welche Richtung sie einschlagen sollen. Da entdeckt Jim plötzlich in der Ferne einen Riesen, der so groß ist, dass er sogar das Gebirge überragt. Jim ist sehr erschrocken und will fliehen, aber Lukas meint, dass der Riese abgesehen von seiner Größe doch gar nicht so schrecklich aussehe. Tatsächlich wirkt er fast ein wenig unglücklich. Vielleicht könne er ihnen sogar den richtigen Weg sagen.
>
> Jim lässt sich jedoch nicht so leicht beruhigen, und als Lukas den Riesen sogar näher winkt und ihm entgegengeht, wird ihm ganz schwummerig. Doch dann gibt er sich einen Ruck, denn er kann seinen Freund Lukas in einer solchen Gefahr nicht allein lassen. Also fasst er sich ein Herz und läuft Lukas hinterher. Lukas lobt Jim für seinen Mut. Denn es habe keinen Sinn, sich von der Angst an etwas hindern zu lassen. Allzu oft erscheine alles viel schrecklicher, als es tatsächlich ist.
>
> Dann geschieht etwas Unglaubliches: Je näher der Riese kommt, umso kleiner wird er. Schritt für Schritt schwindet seine furchteinflößende Größe. Als er schließ-

lich bei ihnen ankommt, ist er gerade einmal so groß wie Lukas, wenn nicht sogar noch ein Stück kleiner, und erweist sich als ein freundlicher, hilfsbereiter alter Mann.

Er stellt sich als Herr Tur Tur vor und erklärt, dass er in Wahrheit gar kein echter Riese sei, sondern bloß ein Scheinriese. Seine Eigenart sei es, dass er umso größer erscheine, je weiter er entfernt sei. Erst von Nahem erkenne man seine wahre Gestalt. Er erzählt ihnen auch, wie sehr ihn diese Eigenart bisher einsam gemacht habe, da sich alle vor ihm fürchteten und ihn mieden. Deshalb sei er so glücklich, dass Lukas und Jim nicht vor ihm geflohen seien.

Dieses Erlebnis, die Begegnung mit dem Scheinriesen beeindruckt Jim so sehr, dass er sich fest vornimmt, keine Angst mehr vor irgendetwas zu haben, ehe er sich nicht von Nahem ein Bild gemacht habe. Denn woher solle er sonst wissen, ob es sich in Wahrheit nicht so verhalte wie mit dem Scheinriesen?

Was ist in dieser Geschichte passiert? Jim verspürt eine ungeheure Angst, die ihn entsetzt und nicht mehr klar denken lässt. Gleichzeitig erlebt er, wie Lukas unerschrocken Kontakt zu der fremden, angsteinflößenden Gestalt aufnimmt. Jim will seinen Freund nicht alleine lassen und stellt sich ebenso dem Riesen entgegen. Er hat eine Motivation gefunden, die stärker ist als seine Angst. Dabei erlebt er, dass dieser Riese mit jedem Schritt, den er auf sie zukommt, kleiner wird, dass er sich als Scheinriese, letztlich als ganz normaler Mensch entpuppt, vor dem er keine Angst haben muss.

So geht es vielen Menschen, die unter übermäßigen Ängsten leiden. Ganz oft erscheint die jeweilige Angst so groß und unüberwindbar, dass die Betreffenden innerlich und äußerlich unruhig werden und nicht mehr klar denken können. Wenn es ihnen gelingt, den Mut aufzubringen, ihrer Angst ins Gesicht zu sehen, sich ihr entgegenzustellen und schrittweise darauf zuzugehen, dann erweist sich ganz oft, dass die Angst sich als viel kleiner herausstellt, als sie zuvor angenommen hatten.

Eine Motivation, der Angst entgegenzutreten, kann zum Beispiel die Intention sein, sich selbst mehr zur Seite zu stehen, indem der oder die Betreffende Hilfe von außen sucht, möglicherweise durch eine Psychotherapie, um wieder mehr Lebensfreude zu erlangen.

Angst aus der Nähe betrachten

Bevor die Angst noch größer wird und einem Menschen zunehmend die Sicht auf sein Leben versperrt, fangen wir an, die Angst – wie Jim es in der Geschichte gelernt hat – näher zu betrachten. Durch Fragestellungen rege ich die Patienten an, einmal genauer hinzuschauen:

Was ist Angst?

Um diese Frage hinsichtlich des eigenen Erlebens besser beantworten zu können, stelle ich dann weitere Fragen.

Nehmen Sie sich ein wenig Zeit und versuchen Sie, eigene Antworten auf die folgenden Fragen zu finden, bevor Sie jeweils im Text weiterlesen. Vielleicht legen Sie sich Papier und einen Schreibstift bereit, um Ihre Antworten darauf für sich zu notieren.

Welche Gefühle löst Angst in Ihnen aus?

Für viele ist Angst zunächst ein Gefühl von …

- Bedrohung
- Enge
- Unsicherheit
- Hilflosigkeit
- Ausgeliefertsein
- Ohnmacht

Welche körperlichen Reaktionen löst Angst in Ihnen aus?

Viele Menschen erleben Angst körperlich mit verstärktem …

- Herzklopfen
- Schwitzen
- Kribbeln auf der Haut
- Innere Anspannung
- Übelkeit
- Luftnot

Hinzu kommen reflexartige Reaktionen wie entweder wegrennen, sich zurückziehen oder auch verharren, stillstehen.

In der Folgezeit tauchen dazu sehr häufig negative Gedanken auf, die ständig um die Angst kreisen und damit alles noch einmal verstärken.

Bleiben wir zunächst bei Angst als einem Gefühl von Unsicherheit und Hilflosigkeit.

Was ist denn, anders gefragt, sicher in unserem Leben?

Wenn wir genau hinschauen: Nichts ist hundertprozentig sicher in unserem Leben, bis auf die Tatsache, dass wir alle sterben werden. Und was nach unserem Sterben mit uns passiert, das können wir glauben, aber sicher wissen können wir das auch nicht.

Nun schauen wir weiter hin. Was fällt Ihnen dazu ein:
Was ist das Gegenteil von Angst?

Häufige Antworten meiner Patienten sind:

- Mut
- Zuversicht
- Vertrauen
- Freude
- ein Gefühl der Sicherheit

Im Gespräch mit den Patienten greife ich zunächst deren Aussagen auf und frage dann zum Beispiel:

Wann haben Sie in Ihrem Leben Zuversicht oder auch Vertrauen erlebt?

Anja S. antwortete auf diese Frage: *„Früher ganz viel: beim Lesen, beim Autofahren, bei meiner Arbeit, bei Unternehmungen mit meinem Mann."*

„Und worauf war, zum Beispiel beim Autofahren früher, Ihre Aufmerksamkeit gerichtet?"

„Auf den Weg, auf das Auto."

„Und wenn Sie jetzt Auto fahren, worauf ist dann Ihre Aufmerksamkeit gerichtet?"

„Auf die Angst, dass ich ohnmächtig werde, dass ich einen Unfall verursache."

Schauen wir noch einmal hin: Angst ist ein Gefühl von Unsicherheit und Hilflosigkeit. Theoretisch können wir uns in jedem Augenblick unseres Lebens ängstigen. Denn: Es gibt keine hundertprozentige Sicherheit.

Gleichzeitig können wir Zuversicht und Freude, auch ein *Gefühl* von Sicherheit erleben, in dem Moment, wenn wir nicht auf *das* schauen, was schlimmstenfalls passieren könnte, sondern wenn wir das in den Blick nehmen, was wir jetzt und hier gestalten wollen, was uns in der jeweiligen Situation als wichtig erscheint.

Angst gehört zu unserem Leben dazu. Es gibt kein Leben ohne Angst. Die Hoffnung vieler Patienten, die Angst ganz loswerden zu können, muss ich ihnen schon zu Beginn der Therapie nehmen.

Aber grundsätzlich kann jeder Mensch lernen, mit seinen Ängsten umzugehen, und zwar derart, dass sie kleiner werden und nicht mehr eine so große und bedrückende Rolle im Leben des Betreffenden spielen.

Um die eigenen ängstlichen Reaktionen noch besser verstehen zu können, betrachten wir im Folgenden zunächst die psychosomatischen Vorgänge bei einem Erleben von Angst genauer.

Angst als psychosomatisches Geschehen

Was geschieht in unserem Körper, wenn wir uns ängstigen? Und was passiert in unserem Körper, wenn eine Angststörung entsteht?

In Situationen der Angst setzt ein komplexes Geschehen in unserem Körper ein: Bei jedem Erleben von Bedrohung und Gefahr wird in unserem Emotionszentrum ein Alarm ausgelöst. Automatisch und zunächst ohne ins Bewusstsein zu gelangen, laufen folgende Reaktionen in unserem Körper ab: Das unwillkürliche, sogenannte vegetative Nervensystem wird aktiviert, der Blutdruck steigt, das Herz schlägt schneller, im Nebennierenmark wird das Stresshormon Adrenalin ausgeschüttet. Weitere Stresshormone wie Cortisol werden freigesetzt. Im Körper wird alles vorbereitet für Flucht oder Kampf. Zur selben Zeit wird das angstauslösende Bild an andere Hirnregionen geschickt und dort mit gespeicherten Ereignissen abgeglichen. Wenn dort gemeldet wird, dass die Gefahr tatsächlich gegeben ist, dann bleibt der Körper weiterhin in Aktionsbereitschaft. Wenn dort die Nachricht übermittelt wird, dass die Gefahr nicht real ist, dann beruhigt sich das Nervensystem.

Gleichzeitig besitzen wir Menschen ein emotionales Gedächtnis. Ein in der Vergangenheit erlebter körperlicher oder auch seelischer Schmerz kann so abgespeichert sein, dass in Stresssituationen dieselben Abläufe wie oben beschrieben geschehen. Bei einer Angststörung kommt aber im Gehirn keine Entwarnung an, da die Unterscheidung zwischen real und nicht real nicht mehr geleistet werden kann. Körperliche Symptome werden unmittelbar mit Angst in Verbindung gebracht und lösen negative Bilder aus. Mit Angst besetzte Situationen oder Gedanken wiederum intensivieren körperliche Symptome, und beides verstärkt sich in negativer Weise.

Dazu ein Beispiel:
Martha K. erlebte ihre erste Angst- und Panikattacke in der Röhre bei einer MRT-Untersuchung. In der Folgezeit löste schon der Gedanke an enge geschlossen Räume Angst in ihr aus. Enge Räume wie Aufzüge oder U-Bahnen mied sie daraufhin. Und Symptome, die Ähnlichkeit mit der erlebten Angstattacke hatten, wie zum Beispiel Herzklopfen oder Druck auf der Brust, lösten unmittelbar die Erinnerung an die Panikattacke aus, welche die körperlichen Symptome wiederum verstärkte.

Noch etwas kann die Angst in negativer Weise steigern: Ständig erlebte Angst schwächt den Köper, was dazu führt, dass den Betreffenden die Kraft und Erholung, die sie zur Besserung ihres Befindens benötigen, zunehmend fehlen. Es können Situationen eintreten, wie sie beispielsweise Martha K. beschrieb:

„Das Schlimmste ist: Wenn ich mich mittags mal hinlegen will, mich mal ausruhen will, dann zieht sich ein mieses Gefühl wie eine Art Aufzugsgefühl in meiner Brust zusammen, ich kriege dann keine Luft und alles geht von vorne los. Ich könnte dann nur noch heulen.“

Martha K. traute sich nicht mehr, Erholungspausen zuzulassen, da die Angst in diesen Situationen mit noch größerer Wucht auftrat. Was ist da passiert?

Unser vegetatives, unbewusstes Nervensystem besteht aus zwei Anteilen, dem Sympathikus und dem Parasympathikus. Der Sympathikus ist für die Anspannung zuständig, der Parasympathikus für die Entspannung. Ideal ist die gute Ausgewogenheit zwischen den beiden Anteilen.

So können wir beispielsweise bei einem kleinen, ca. acht Monate alten Kind beobachten, wie es auf seiner Decke sitzt und munter spielt. Der Sympathikus ist aktiv. Irgendwann sinkt der Oberkörper zur Seite, das Kind schläft ein. Der Parasympathikus sorgt jetzt für Entspannung.

Je älter ein Mensch wird, desto mehr kann er aktiv in dieses Gleichgewicht eingreifen. Bei einer Angststörung jedoch ist der Sympathikus durch die häufigen Angsterlebnisse übermäßig aktiv, der Körper ist deutlich angespannter als normal. Dadurch kann es passieren, dass der Parasympathikus in einer Ruhephase übermäßig reagiert, sodass beispielsweise kurzzeitig der Blutdruck abfällt und sich der Herzschlag verlangsamt. Dies kann körperlich als so unangenehm wahrgenommen werden, dass der Betreffende wieder mit Angst reagiert. Die Folge ist, dass noch weniger Entspannung möglich ist und die Angst immer mehr die Oberhand gewinnt.

Angst als Grundphänomen menschlicher Existenz

Im vorangegangenen Kapitel habe ich die körperlichen und psychischen Reaktionen beschrieben, die in einem Menschen ablaufen, wenn unmittelbar Angst auftritt. Dieser innere Vorgang spielt sich bei *jeder* Art von Angst ab.

Angst hat zunächst für alles Lebendige, so auch für Tiere, eine Signal-, eine Schutzfunktion. In einer Situation akuter Gefahr erhöht sie reflexartig die Aufmerksamkeit des Betreffenden durch Mobilisierung aller körperlichen Kräfte, um damit die Bedrohung abwenden zu können.

Warum können wir Menschen uns darüber hinaus aber auch in Situationen ängstigen, in denen gar keine reale Bedrohung gegeben ist?

Wir Menschen entwickeln – etwa ab Ende des ersten Lebensjahres – ein *Bewusstsein* von uns und unserer Umwelt, wir besitzen die Fähigkeit, über Zeit und Raum hinauszu-*denken*. Diese Fähigkeit kann in vielerlei Hinsicht Positives bewirken. Ohne sie wären Entwicklung und kulturelles Gestalten gar nicht möglich. Wenn ein Mensch etwas gestalten will, dann benötigt er seine Gedankenfähigkeit, damit er in seinem Bewusstsein eine Vorstellung entwickeln kann von dem, was er gestalten will.

Gleichzeitig kann das Bewusstsein, kann unsere Gedankenfähigkeit und Vorstellungskraft uns auch bedrücken, quälen, behindern. „Wenn der Mensch sich seiner selbst bewusst wird, erkennt er die eigene Ohnmacht und die Grenzen seiner Existenz“[3], so formuliert es der Psychologe und Philosoph Erich Fromm.

Was bedeutet „Bewusstsein der Grenzen seiner Existenz“?

Und was hat Angst damit zu tun?

Wir Menschen haben ein Bewusstsein von der *Endlichkeit und Vergänglichkeit des Lebens*. Dies wird uns schon in der Kindheit bewusst: Die Zeit fließt weiter, auch angenehme Ereignisse finden ein Ende. Ein unwiederbringlicher Verlust kann uns die Endlichkeit schmerzlich bewusst machen. Letztlich können wir nichts sicher festhalten. Dies kann uns mehr oder weniger stark ängstigen.

Unser Leben bietet uns, auch in unseren Vorstellungen, viele Möglichkeiten. Diese können wir aber nicht alle realisieren. Dies bedeutet, wir haben eine Auswahl zu treffen, *wir haben uns zu entscheiden*. Wir müssen Entscheidungen treffen, deren Konsequenzen wir zu tragen haben, obwohl wir diese niemals ganz genau vorhersehen können. Eine hundertprozentige Sicherheit gibt es nicht. Das gilt für jede unserer Entscheidungen. Auch dies kann uns Menschen ängstigen – mal mehr, mal weniger.

Ebenso haben wir ein Bewusstsein von uns selbst als einzelner Person. *Wir sind allein*. Allein mit unseren Schmerzen, unseren Gedanken und unseren Entscheidungen. Wir können uns jederzeit vorstellen, von einem geliebten Menschen verlassen zu werden. Und wir wissen, dass wir am Ende unseres Lebens ganz alleine werden gehen müssen.

Gleichzeitig wollen wir geliebt, beachtet und geachtet werden, wir wollen dazugehören, wir wollen Gemeinschaft erleben. Doch dass sich dieses Anliegen erfüllt, ist schließlich auch nicht sicher.

Wir Menschen wollen Sicherheiten, die es letztlich nicht gibt. Unser Leben ist ständig umgeben von Risiken und Unwägbarkeiten. In unseren Gedanken können wir uns fortwährend mit diesen Risiken beschäftigen und entsprechende Ängste davor entwickeln.

Aber: Wenn Ängste – neben den realen, den reflexhaften Ängsten – ein menschliches Grundphänomen darstellen, das aus unserem Bewusstsein und unserer Fähigkeit zu denken entspringt, ist es dann nicht auch umgekehrt möglich, genau durch unser Bewusstsein und durch unsere Gedankenfähigkeit zu lernen mit ihnen umzugehen?

Die Logotherapie als Möglichkeit, der Angst zu begegnen

Spätestens an dieser Stelle ist es mir im Gespräch mit den Patienten wichtig, die Logotherapie nach Viktor Frankl aufzuzeigen. Als eine humanistische Psychotherapie bildet sie die wesentliche Grundlage meiner ärztlichen und psychotherapeutischen Arbeit.

Logotherapie ist sinnorientierte Psychotherapie. Sie wendet sich vor allem an die Menschen, bei denen das Erleben von sinnerfülltem Leben vermindert oder gar verloren gegangen ist. Ihr Begründer ist der Wiener Psychiater und Neurologe Viktor Emil Frankl (1905–1997). Er entwickelte die Logotherapie in Opposition zur Zeitströmung des Psychologismus und Reduktionismus zu Beginn des 20. Jahrhunderts, nach deren Verständnis die Beweggründe des Menschen allein auf Psychisches, das heißt vor allem auf Triebhaftes zurückzuführen sind. Frankl hingegen war es immer wieder ein Anliegen, zu verdeutlichen, wie sehr wir Menschen auf Sinn und Werte bezogen leben wollen.

Als Student der Medizin und Philosophie und später als Arzt machte Frankl wiederholt die Beobachtung, dass es Leiden gibt, die nicht allein auf körperliche oder psychische Ursachen zurückzuführen sind. Gleichzeitig beobachtete er auch Heilungsprozesse, die allein aus körperlicher oder psychischer Hinsicht nicht zu erklären waren. Das war für ihn der Anlass, sich mit der Frage zu beschäftigen: Gibt es eine „Kraft" als eine Fähigkeit des Menschen, die über das Körperliche und Psychische hinausgeht? Wer ist der Mensch und was ist der Grund seiner Existenz?

Als Neurologe und Psychiater musste er im Jahr 1942 miterleben, wie er mit seiner Familie wegen deren jüdischer Herkunft ins Konzentrationslager deportiert wurde. In den folgenden schweren Jahren sah er seine logotherapeutischen Grundgedanken immer wieder bestätigt. Er erlebte sehr häufig, dass diejenigen seiner Leidensgenossen, die noch irgendeinen Sinn in ihrem Leben sahen – sei es ein Mensch, dem sie wieder begegnen wollten oder eine Aufgabe, die sie erfüllen wollten – viel widerstandsfähiger waren als diejenigen, die in ihrem Leben keinen Sinn mehr sehen konnten. (In dem Buch *Trotzdem Ja zum Leben sagen* hat Frankl seine Erlebnisse aus dem Konzentrationslager aufgezeichnet.)

In den Jahren nach seiner Befreiung aus dem Konzentrationslager konnte er seine Vision verwirklichen, das Gedankengut der Logotherapie niederzuschreiben und weiterzugeben.

Die Logotherapie beschreibt den Menschen als Person, die sich nicht allein aus ihren körperlichen und psychischen Bedingtheiten erfassen lässt, sondern die als „geistige Person" Stellung beziehen kann zu den jeweiligen Gegebenheiten und die ihre Lebensmöglichkeiten aktiv gestalten kann und will.

Der Mensch ist als Ganzheit von Körper, Psyche und Geist zu verstehen.

Der *körperliche* Bereich des Menschen umfasst alle somatischen Phänomene, das heißt die organische Zellgrundlage und alle chemischen und physikalischen Prozesse, die in ihm ablaufen.

Der *psychische* Bereich umfasst die unwillkürlich und automatisch auftretenden Gefühle und Gestimmtheiten eines Menschen. Diese entstehen zunächst grundsätzlich instinktiv und reflexartig, zum Beispiel ein Gefühl der Angst, der Niedergeschlagenheit oder der Erleichterung.

Diese unwillkürlich und automatisch auftretenden Gefühle haben auch mit unserer Veranlagung zu tun. Jeder Mensch bekommt seine charakterlichen Anlagen „in die Wiege gelegt“. Wir Menschen können im Laufe unseres Lebens zwar lernen, ein Stück weit damit umzugehen, grundsätzlich ändern können wir diese jedoch nicht. Am meisten haben die unwillkürlich und automatisch auftretenden Gefühle mit unseren Lebenserfahrungen zu tun. So wie wir etwas gefühlsmäßig in der Vergangenheit erlebt haben, so oder auf ganz ähnliche Weise reagieren wir in gleichartigen aktuellen Situationen.

Stellen Sie sich beispielsweise vor, Sie werden von einem Bekannten zu einer Geburtstagsfeier eingeladen. Im Vorjahr hatten Sie diese Einladung auch schon angenommen. Haben Sie diese Feier als gut und wohltuend erlebt, dann werden Sie sich jetzt zunächst unwillkürlich über die Einladung und auf das Fest freuen. Haben Sie aber vor einem Jahr das Fest als unangenehm, vielleicht als bedrückend erlebt, dann reagieren Sie gefühlsmäßig zunächst mit Unbehagen und Abwehr.

Zwischen dem *körperlichen* und dem *psychischen* Bereich findet (wie schon im Kapitel „Angst als psychosomatisches Geschehen“ beschrieben) immer eine Wechselwirkung statt. Alle unwillkürlich einsetzenden Gefühle des Menschen lösen immer gleichzeitig eine mehr oder weniger starke körperliche Reaktion aus und umgekehrt.

Dazu ein weiteres Beispiel: Der Gedanke an die Behandlung beim Zahnarzt ist bei vielen Menschen mit unangenehmen Erfahrungen und Schmerzen verbunden. Wenn ein heftiger und anhaltender Zahnschmerz auftritt, dann erfolgen unwillkürlich unangenehme Gefühle, vornehmlich Angst und Abwehr. Wenn andererseits der Kalender daran erinnert, dass in wenigen Tagen der Zahnarzttermin erfolgt, dann löst dies bei vielen Menschen zunächst ein Gefühl von Angst aus, was fast gleichzeitig körperliche Reaktionen wie Herzklopfen, Engegefühl in der Brust und/oder vermehrtes Schwitzen hervorruft.

Um dies bei sich selbst nachzuspüren, versuchen Sie sich an eine Situation zu erinnern, die Sie als unangenehm erlebt haben, beispielsweise den Tag vor dem Besuch beim Zahnarzt, vor dem Schreiben einer Klassenarbeit oder vor einem unangenehmen Gespräch. Welche Gefühle und körperlichen Reaktionen haben Sie dabei erlebt, und in welcher Weise haben die Gefühle und körperlichen Reaktionen sich gegenseitig verstärkt?

Zu unserem menschlichen Leben gehört es dazu, dass wir zunächst re-agieren in Bezug auf unsere körperlichen Anlagen, unsere Charaktereigenschaften und im Hinblick auf das, was wir erfahren und gelernt haben. Wir sind psychosomatisch reagierende Wesen.

In der Logotherapie sprechen wir in diesem Zusammenhang von einem *psychophysischen Parallelismus.* Hinsichtlich dieser unwillkürlichen körperlichen und psychischen Reaktionen sind wir Menschen festgelegt und bedingt, sind wir unfrei.

Der dritte Bereich nach logotherapeutischem Menschenbild umfasst die *geistigen* Fähigkeiten und Anliegen des Menschen. Viktor Frankl wählte diesen Begriff als Übersetzung des griechischen Wortes *logos*: „Geist, Sinn".

Durch seine körperlichen und psychischen Anlagen und Reaktionen ist der Mensch festgelegt; durch seine geistigen Fähigkeiten ist der Mensch weltoffen, ist er frei.

Worin bestehen die geistigen Fähigkeiten des Menschen, inwiefern ist er frei?

Der Mensch als geistige Person ist in zweierlei Hinsicht frei:

Erstens: Wir Menschen besitzen grundsätzlich die Fähigkeit, uns von unseren inneren und äußeren Bedingtheiten zu distanzieren. Dies bedeutet, wir können ein Stück weit von uns selbst „zur Seite treten". Wir können unsere jeweilige Situation, unsere Gefühle und körperlichen Reaktionen anschauen und auch beschreiben. In der Logotherapie sprechen wir von der geistigen Fähigkeit zur *Selbstdistanzierung*.

Über diese Selbstdistanzierung hinaus können wir Menschen uns unseren Gegebenheiten auch widersetzen. Viktor Frankl sprach in diesem Zusammenhang von der „Trotzmacht des Geistes".

So besitzen wir grundsätzlich die Fähigkeit, trotz Müdigkeit unseren Aufgaben nachzugehen. Wir können trotz Angst auf eine Sache zugehen, wir können trotz Angst vor dem Zahnarztbesuch den Termin dort wahrnehmen.

Erinnern wir uns an die Geschichte mit dem Scheinriesen: Jim Knopf kann trotz seiner Angst Lukas begleiten und dem Riesen entgegentreten.

Diese grundsätzlichen geistigen Fähigkeiten eines Menschen können mitunter von Leid und Krisen überdeckt und blockiert sein. Dann ist es die Aufgabe des Therapeuten oder der Therapeutin die Betreffenden bei der Wiederentdeckung und Stärkung dieser Fähigkeiten zu unterstützen.

Zweitens: Wir Menschen besitzen aber nicht nur grundsätzlich die Fähigkeit, uns *von* unseren Bedingtheiten zu distanzieren und uns diesen auch zu widersetzen, wir wollen auch und vor allem frei sein *für* etwas. Wir wollen uns nicht wie eine Marionette erleben, deren Fäden durch andere Kräfte bewegt werden, sondern wir wollen unser Leben im Rahmen unserer Möglichkeiten in ganz individueller und persönlicher Weise gestalten können. Wir wollen uns öffnen können für unsere Möglichkeiten in der

Welt und diese aktiv gestalten können. In der Logotherapie sprechen wir dabei von der wesentlichen menschlichen Fähigkeit zur *Selbsttranszendenz*:

„Das Wesen der menschlichen Existenz liegt in deren Selbsttranszendenz", so heißt es bei Viktor Frankl. „Mensch sein heißt immer schon ausgerichtet sein und hingeordnet sein auf etwas oder jemanden, hingegeben sein an ein Werk, dem sich der Mensch widmet, an einen Menschen, den er liebt, oder an Gott, dem er dient."[4]

Um diesem Erleben von Selbsttranszendenz auch in der Gestaltung alltäglicher Aufgaben bei sich selbst nachzuspüren, stelle ich den Menschen im Rahmen meiner Arbeit folgende Frage:

Versuchen Sie, sich an eine Situation in Ihrem Leben zu erinnern, in der Sie ganz bei einer Sache waren. Wie haben Sie dies erlebt?

Immer wieder werden mir Erlebnisse geschildert, die mit positiven Empfindungen einhergegangen sind:

„Dann war ich konzentriert. Gleichzeitig fühlte ich mich entspannt und losgelöst von meinen Ängsten und Belastungen."

„Ich habe mich selbst vergessen und war doch ganz ich selbst. Es war wie ein Einssein mit der Welt."

„Im Anschluss daran empfand ich Zufriedenheit."

Anja S. hatte auf meine Frage nach einer Situation, in der sie „ganz bei der Sache war" geantwortet: *„Wenn ich bastle und wenn ich in meinem Tagebuch schreibe. Früher auch beim Autofahren. Da ging es mir super."*

Dieses Erleben des „geistigen Bei-Seins" lässt sich anhand einer Graphik[5] veranschaulichen:

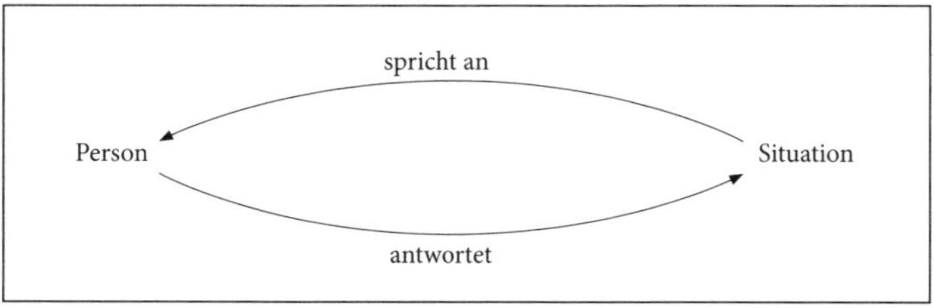

Abb. 1: Erleben des „geistigen Bei-Seins"

Jede Person ist einzigartig, und jede Person steht in ihrem Leben immer wieder neuen und einmaligen Situationen gegenüber. Jede Situation bietet uns Menschen in der Regel mehrere realistische Möglichkeiten.

Welche der Möglichkeiten spricht uns jeweils am meisten an, welche erscheint uns am wertvollsten? Wenn wir dann darauf antworten, wenn wir das, was uns anspricht, in unseren Blick, in unsere Hände, in unsere Sinne aufnehmen und gestalten, dann entsteht eine Art unsichtbare Beziehung, die wir Menschen als gut, als stimmig und auch als sinnvoll erleben.

Durch unsere jeweiligen Antworten geben wir etwas, wir geben unsere Aufmerksamkeit, unsere körperliche und psychische Energie. Gleichzeitig bekommen wir etwas zurück, das uns stärkt und unser Selbstwert- und Lebenswertgefühl anhebt.

Durch die Hinwendung und Gestaltung unserer jeweiligen Möglichkeiten können wir Menschen uns als aktive Lebensgestalter erleben und nicht nur als passive Mitläufer. Wir können uns im Einklang mit der Welt erfahren, als einen konstruktiven Teil von ihr. Wir können Geborgenheit und Hoffnung erfahren. Und das gilt gleichermaßen für alltägliches als auch für außergewöhnliches Erleben und Gestalten.

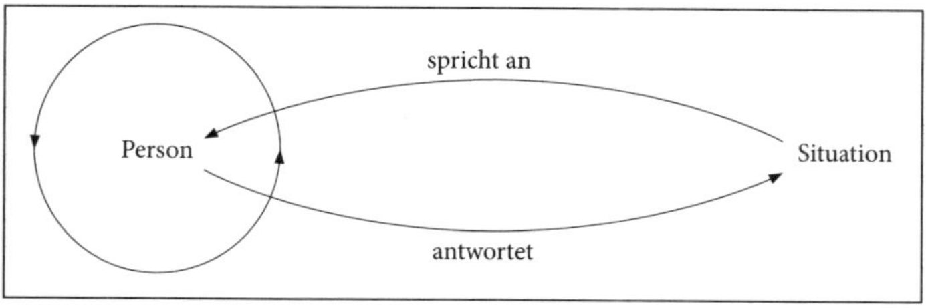

Abb. 2: Kreisen um sich selbst -- Hyperreflexion

Die Menschen, die Unterstützung in einer Psychotherapie suchen, sind häufig immer weniger in der Lage, ihre jeweiligen Lebensmöglichkeiten zu erkennen und zu gestalten. Sie leiden zumeist unter einer übermäßigen Selbstbeobachtung, einem zunehmenden „Kreisen um sich selbst".

In der Logotherapie sprechen wir dabei von einer *Hyperreflexion.*

Mit einer kleinen Geschichte möchte ich dieses Kreisen um sich selbst, diese Hyperreflexion verdeutlichen:

> Molla hatte einen langen Bart, auf den er sehr stolz war. Mit Würde trug er ihn jeden Tag zur Schau.
>
> Eines Tages fragte ihn ein Freund: „Molla, wie ist das eigentlich beim Schlafen – legst du deinen Bart über die Decke oder unter die Decke?"
>
> „Dumme Frage", meinte Molla, „ich habe mir das noch nie überlegt. Aber trotzdem, morgen werde ich dir die Frage beantworten."
>
> Am nächsten Morgen kam der Freund zu Molla und wartete gespannt auf Antwort. „Verschwinde", entgegnete ihm der Bärtige verärgert, „seit vierzig Jahren schlafe ich ruhig und unbeschwert wie ein kleines Kind. Heute aber konnte ich kein Auge zutun, weil ich ständig daran denken musste, ob ich meinen Bart über oder unter der Decke habe!"[6]

Sicherlich schmunzeln wir zunächst beim Lesen dieser Geschichte. Wenn allerdings Molla in der Folgezeit beim Einschlafen den Gedanken an seinen Bart nicht mehr loslassen kann, dann kann dies für ihn viel Leiden hervorrufen, kann seine Lebensfreude deutlich vermindern.

Übertragen auf den Alltag der Patienten und Patientinnen bedeutet dies:

Durch ein einmaliges negatives Geschehen oder auch schleichend durch zunehmend erschöpfendes Erleben kann es passieren, dass eine Person sich übermäßig selbst beobachtet und immer weniger in der Lage ist, auf ihre persönlichen Lebensmöglichkeiten Bezug zu nehmen, was wiederum die Drehung um sich selbst verstärken kann. Sie leidet unter einem zunehmenden Verlust von Lebenswertgefühl. Das Selbstwertgefühl nimmt immer mehr ab, der negative Kreislauf schließt sich zunehmend.

Zusammenfassend dargestellt besteht dann die logotherapeutische Arbeit darin,

- den jeweiligen Menschen zu befähigen, sein Erleben und sein Leiden zu verstehen, zu be-greifen,
- ihm Hilfestellung zu geben, damit auch umgehen zu lernen,
- und ihn zu unterstützen, seine persönlichen Lebensmöglichkeiten – wieder – zu erkennen und auch gestalten zu können.

Der einengende Kreislauf: die Angst vor der Angst

Wann schließt sich der negative Kreislauf bei einer Angststörung?

Dann, wenn der Gedanke, etwas sehr Unangenehmes könne eintreten – und sei dies auch noch so unwahrscheinlich –, immer mehr Raum im Denken eines Menschen einnimmt und von ihm nicht mehr abgeschüttelt werden kann.

Ein Beispiel dazu:
Frank M. erlebt viel Druck bei seiner Arbeit. Es ist seine erste Arbeitsstelle und er will vermeiden, dass ihm Fehler unterlaufen könnten. Gleichzeitig traut er sich bei Unsicherheiten nicht, seinen Vorgesetzten anzusprechen. Lieber macht er Überstunden, um sicher zu sein, dass er alles zur Zufriedenheit des Vorgesetzten erledigt hat. Zunehmende Schlafstörungen, innere Unruhe und Appetitverlust versucht er zu ignorieren.

Auf dem Weg zur Arbeit frühmorgens erlebt er erstmals eine Panikattacke. „Plötzlich fühlte es sich an, als ob meine Beine weich wie Pudding werden, mein Herz schlug wie wild, mir brach der Schweiß aus, ich hatte das Gefühl, ich bekomme keine Luft mehr. Und dann der Gedanke, ich habe einen Herzinfarkt, gleich breche ich hier auf dem Gehweg zusammen. Habe es dann irgendwie zu meinem Hausarzt geschafft. Der hat mich untersucht und mir dann gesagt, ich hätte einen Schwächeanfall erlebt, hätte wohl zu wenig Flüssigkeit zu mir genommen, sei aber sonst ganz gesund. Kaum hatte ich die Praxis verlassen kam der Gedanke: Diese Atta-

cke, dieses schreckliche Gefühl will ich nie wieder erleben! Da war so ein fürchterliches Gefühl der Hilflosigkeit. Was ist da mit mir passiert? Und wenn es wiederkommt und ich doch vielleicht ernsthaft krank bin? Ich fühlte mich ohnmächtig dem ganzen Geschehen gegenüber. Und das hat sich bis heute nicht geändert, ist sogar eher schlimmer geworden."

Dies äußerte Frank M. ca. drei Monate nach seiner ersten Panikattacke.

Was war geschehen? Frank M. erlebte den Kreislaufkollaps als etwas sehr Unangenehmes, dem er zunächst nichts entgegenzusetzen hatte und das er so nie wieder erleben wollte. Zum ersten Mal in seinem Leben spürte er – wenn es ihm auch zu dem Zeitpunkt noch nicht bewusst war –, dass wir Menschen die Vorgänge in unserem Körper nicht kontrollieren können, dass wir niemals hundertprozentig sicher sein können, dass wir ganz gesund sind. Der Gedanke, er könne doch ernsthaft krank sein, nahm von da an einen großen Raum in seinem Denken ein.

Diese Erwartungsangst, *die Angst vor der Angst,* fixierte den negativen Kreislauf, in den er nach und nach geraten war.

Noch einmal: Wir Menschen können zu keinem Zeitpunkt unseres Lebens ganz sicher sein, dass wir körperlich völlig gesund sind. Die Frage ist vielmehr: Wie viel Zeit und Kraft widmen wir solchen ängstlichen Gedanken? Wie gehen wir mit ihnen um? Inwieweit hindern uns diese Gedanken daran, uns anderen Erlebnissen und Aufgaben zuzuwenden?

Jeder Gedanke daran, dass etwas Negatives eintreten könnte, kann bei einem Menschen zu einer Art Riese werden, wenn er von dem Betreffenden ernst genommen und nicht als minimale Wahrscheinlichkeit erkannt wird.

Letztendlich ist es der Betreffende selbst, der dem negativen Gedanken so viel Bedeutung beimisst.

Gleichzeitig hat sich bei der Entwicklung des negativen Kreisprozesses eine Art *Eigendynamik* entwickelt, durch die sich der oder die Betreffende zunehmend hilflos und ausgeliefert erlebt.

Erkenntnis gewinnen: Was macht die Angst, dieser Tyrann in meinem Kopf, mit mir?

Welche Möglichkeiten bleiben einem Menschen, wenn er sich durch die negative Erwartungsangst so sehr fremdbestimmt und hilflos erlebt?

An dieser Stelle ist es mir wichtig, dass die Patienten verstehen lernen, was diese Eigendynamik mit ihnen macht. Es geht um das „Be-greifen“ dessen, was bisher passiert ist, um nicht mehr alles mit sich geschehen zu lassen. Dazu rege ich jeden Patienten an, den eigenen negativen Kreisprozess zu beschreiben. Dabei beginne ich zunächst mit der Frage:

Was ist gegenwärtig das Schlimmste, das Ärgste für Sie?

Daran anschließend stelle ich eine weitere Frage:

Versuchen Sie, zu beschreiben, was das Schlimmste jeweils im Folgenden auslöst, was es mit Ihnen und Ihrem Leben macht.

So antwortete Frank M. beispielsweise:
„Das Schlimmste ist für mich der Gedanke, dass ich noch mal umkippen könnte, dass ich dann wieder keine Luft bekomme und wieder dieses schreckliche Gefühl der absoluten Hilflosigkeit erleben würde. Das macht mich zunehmend unruhig. Ständig kreisen die blöden Gedanken in meinem Kopf.

Habe immer mehr die Angst, dass ich meine Arbeit nicht mehr schaffe.

Kann mich immer weniger konzentrieren.

Ich traue mir immer weniger zu.

Ich gehe auch nicht mehr zum Sport, weil ich Angst habe, dass ich dort umkippe.

Ziehe mich auch viel mehr in mein Bett zurück. Aber erholsamer Schlaf ist das nicht, denn die Gedanken kann ich kaum abschalten.

Traue mich immer weniger, mich mit Menschen zu treffen. Einladungen sage ich ab. Meine Freunde verstehen meine Absagen langsam nicht mehr. Das tut mir weh.

Bin sehr unzufrieden mit mir. Fühle mich einsam und unverstanden.

Verstehe mich selbst nicht mehr.

Habe das Gefühl, dass ich immer klappriger auf den Beinen bin. Habe auch manchmal so ein Engegefühl im Hals.

Oder bin ich doch krank?“

In den Beschreibungen von Frank M. fallen einige wiederholt auftauchende Formulierungen auf: „Immer mehr“ Angst und Rückzug, während alles andere „immer weniger“ wird – weniger Konzentration, weniger Zutrauen, Aktivität, Kontakte. Anders gesagt, die negativen Aspekte verstärken sich, während die positiven, ressourcenvollen zunehmend verloren gehen.

Um den Kreislauf, den er beschrieb, einmal bildlich vor Augen zu führen, zeichneten wir ihn grafisch in Form eines Kreises auf.

Frank M. wurde bewusst, wie sehr er sich von der Angst einengen ließ, dass er sich immer mehr zurückzog und dass sich spätestens mit der Frage: „Oder bin ich doch krank?“ der negative Kreislauf geschlossen hatte.

Anknüpfend an die logotherapeutische Sichtweise wurde ihm deutlich, dass seine Gedanken im Sinne der Hyperreflexion zunehmend um ihn kreisten, er sich mehr und mehr isolierte und dass er seine Möglichkeiten im

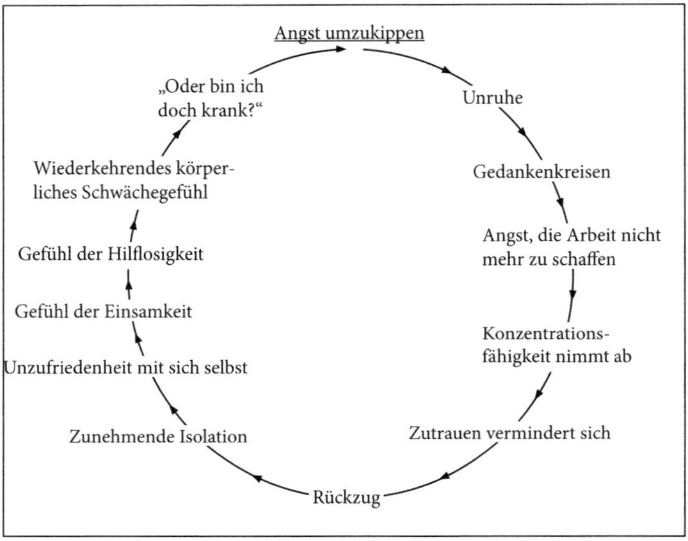

Abb. 3: Der einengende Kreislauf von Frank M.

Hinblick auf das, *„was ihn anging“,* immer weniger erkennen konnte. Seine Fähigkeit zur Selbsttranszendenz kam ihm nach und nach abhanden, das Erleben von Geborgenheit, Selbstwert- und Lebenswertgefühl ging ihm zunehmend verloren.

Nun schauen wir genauer hin: An welchen Stellen ist es möglich, den negativen Kreislauf zu durchbrechen?

Den negativen Kreislauf durchbrechen

Grundsätzlich stellt sich der einengende Kreislauf bei jedem Betroffenen anders dar, abhängig von der jeweiligen Person und individuellen Situation. Allerdings sind immer wieder Übereinstimmungen bei den Beschreibungen des Erlebens erkennbar:

- starke innere Unruhe,
- körperliche Symptome (insbesondere Schlafstörungen, unangenehmer Druck auf der Brust, vermehrtes Schwitzen, wiederkehrende Luftnot, Herzrasen),
- Kreisen der Gedanken,
- abnehmende Konzentrationsfähigkeit,
- Rückzug / zunehmende Isolation,
- Verminderung des Selbst- und Lebensvertrauens / Verminderung der Lebensfreude
- und letztlich: die Erwartungsangst, die Angst vor der Angst.

Wenn wir den jeweiligen Kreislauf näher betrachten, dann rege ich an, die Zuversicht mit in den Raum zu stellen, dass dieser Kreislauf grundsätzlich an jeder Stelle zu öffnen ist. Allerdings nicht an allen Stellen gleichzeitig, sondern jeweils Schritt für Schritt eine nach der anderen.

Anschließend nehmen wir uns jeden zuvor genannten Aspekt des Kreislaufes vor und versuchen, ihn einmal positiv zu formulieren, um eine Ahnung davon zu erlangen, wohin der Weg führen soll. Dabei erlebe ich nicht selten, dass es den Betreffenden gar nicht leichtfällt, die gegenteiligen Beschreibungen zu finden.

Frank M. fand für seinen Kreislauf folgende Ziele:
Ich will lernen,

- *dass es mir gelingt, ruhiger zu werden,*
- *konstruktiver mit meinen Gedanken umzugehen,*
- *wieder mehr Konzentration zu erlangen und meine Arbeit wieder besser zu schaffen,*
- *mich nicht mehr so viel zurückzuziehen, sondern mir wieder mehr Unternehmungen zuzutrauen,*
- *wieder mehr Kontakt zu Menschen zu haben,*
- *zufriedener mit mir selbst zu sein,*
- *mehr Selbstvertrauen zu erlangen,*
- *mehr für mein körperliches Wohlbefinden zu tun,*
- *wieder mehr Freude am Leben finden zu können.*

Dann fangen wir an, einen ersten Aspekt aus dem Kreislauf herauszugreifen. Zumeist beginnen wir bei den körperlichen Befindlichkeiten, um die körperliche Symptomatik der Angststörung zunächst zu mildern.

Auch gilt es zu Beginn der Therapie zu prüfen, ob der Einsatz von angstlösenden Medikamenten möglicherweise angebracht ist. Dies erfordert in dem Fall eine Rücksprache mit einem Neurologen.

Bei massiven Schlafstörungen kann ein Schlafmittel eine gute Hilfestellung sein, um erst einmal wieder Kraft zu tanken.

Der Einsatz von Entspannungsübungen kann zu Beginn der Therapie eine wertvolle Hilfe sein. Allerdings kann dies für einzelne Patienten zu früh sein, da die Angst vor Kontrollverlust bei einer Entspannungsübung, also wieder die Angst vor der Angst, noch zu groß ist. Dann sollte zu einem späteren Zeitpunkt der Therapie über den Einsatz von Entspannungsübungen wie Autogenem Training, progressiver Muskelentspannung oder Yoga nachgedacht werden.

Körperliche Bewegung ist in jedem Fall, in welcher Form auch immer, ein wichtiger Schritt. Anfangs kann ein kurzer Spaziergang ausreichend sein. Folgende Aufgabe dazu gebe ich allen meinen Patienten spätestens in der zweiten Gesprächssitzung mit: „Gehen Sie wenigstens einmal pro Tag nach draußen, mindestens 10 bis 15 Minuten, und sei es ein Gang im eigenen Garten. Öffnen Sie dabei die Augen und versuchen Sie das, was Sie sehen, innerlich zu beschreiben im Hinblick auf die Frage: ‚Was schaut mich jetzt an?' Vielleicht stellen Sie sich dabei auch einen Menschen neben sich vor, der erblindet ist, und dem Sie beschreiben, was Sie sehen."

Zielsetzung dieser „Hausaufgabe" ist es, einen ersten Schritt vom Rückzug hin zum Aufbruch zu gehen.

Der Angst einen Namen geben

„Wenn du meinen Namen weißt,
so sollst du dein Kind behalten."
Brüder Grimm, Rumpelstilzchen

Um es nochmals zu formulieren: Nichts ist sicher in unserem Leben, wir sind ständig umgeben von Unsicherheiten. Aber es gibt auch Erlebnisse in unserem Leben, die begleitet sind von Vertrauen und Freude, von einem Gefühl der Sicherheit. Dieses wertvolle Erleben kann durch Ängste verhindert werden. Nämlich dann, wenn ein Mensch vor seinen Ängsten davonläuft und sie gleichzeitig in seinen Gedanken so übermäßig groß werden lässt.

Analog zur Geschichte von Jim Knopf (siehe Kapitel „Der ‚Scheinriese' Angst") befinden wir uns zu diesem Zeitpunkt der Therapie an folgender Stelle: Der Patient rennt nicht mehr weiter davon, sondern er ist stehen geblieben, er ist in der Lage, die Angst aufmerksamer anzuschauen. Er versteht immer mehr, was sie mit ihm macht, welche Macht sie über ihn hat. Und nun wird es Zeit, dass er diesen „Riesen" auch durchschaut, dass er ihn beim Namen nennen kann. Denn wenn ein Mensch etwas erkannt hat, dann kann er lernen, damit umzugehen, dem gegenüber ist er dann nicht länger hilflos ausgeliefert.

In meiner therapeutischen Arbeit erinnere ich an dieser Stelle häufig an das Grimm'sche Märchen vom Rumpelstilzchen. Vor die unmögliche Aufgabe gestellt, eine ganze Kammer voller Stroh zu Gold zu spinnen, hat die Müllerstochter in ihrer Not einem kleinen Männlein versprochen, ihm ihr erstes Kind zu schenken, wenn es ihr hilft. Denn sollte ihr dies nicht gelingen, so müsste sie ihr Leben verlieren. Das Männlein verwandelt daraufhin das Stroh zu Gold. Ein Jahr später hält die nun Königin gewordene Müllerstochter ihr erstes Kind im Arm, als das Männlein auftaucht und sie an ihr Versprechen erinnert. Die Königin ist verzweifelt und fleht um ihr Kind. Das Männlein gibt ihr noch eine Chance: „Wenn du meinen Namen weißt, so sollst du dein Kind behalten." Der Königin gelingt es, herauszufinden, dass der Name des Männleins Rumpelstilzchen ist, und darf ihr Kind behalten.

Es ist ein verbreitetes Motiv in Mythen und Märchen, das Böse, Angsteinflößende zu bannen, indem man es beim Namen nennt oder indem man es direkt anblickt. Auf diese Weise wird ihm seine Macht genommen.

Analog zu dem Märchen von Rumpelstilzchen ermutige ich meine Patienten, ihrer großen Angst einen Namen zu geben. Denn dann ist die Angst durchschaut und sie verliert an Kraft.

Um den konkreten Namen der jeweiligen Angst der Patienten herauszufinden, stelle ich folgende Frage: „Wovor genau haben Sie Angst? Was könnte schlimmstenfalls passieren?"

Frank M. hatte darauf geantwortet: *„Dass ich versagen würde."*

„Und was wäre daran so schlimm?", fragte ich weiter.

„Dass ich dann die Anerkennung verlieren würde."

Damit hatte die Angst von Frank M. einen Namen bekommen:

„Ich habe Angst, zu versagen und dadurch die Anerkennung anderer Menschen zu verlieren."

Diese Angst darf er auch haben, sie gehört zu seinem Leben dazu. Sie ist grundsätzlich kein Ausdruck von Schwäche, sondern ein Ausdruck von etwas Wesentlichem in seinem Leben.

Auch andere Patienten haben auf diese Weise ihrer größten Angst einen Namen gegeben, zum Beispiel:

Ich habe Angst,

- *dass ich mein Leben nicht mehr im Griff habe.*
- *dass ich nicht gut genug bin für andere.*
- *dass ich völlig hilflos daliege und ersticke.*
- *nicht mehr Herr meiner Sinne zu sein.*
- *vor der völligen Abhängigkeit von anderen; vor der Ausweglosigkeit.*

In jedem Fall sind diese Ängste verständlich. Wir Menschen besitzen alle etwas, was uns besonders am Herzen liegt, was wir keinesfalls verlieren wollen.

Aber dieser mögliche schmerzhafte Verlust darf uns nicht ständig vor Augen stehen, sonst lähmt er uns im Hier und Jetzt, sondern er sollte in unserem Leben einen Platz in angemessener Ferne bekommen.

Die Personifizierung der Angst

Um dieses Vorhaben in die Tat umzusetzen, nutze ich die Methode der „Personifizierung der Angst“. Dazu rege ich meine Patienten an, sich in ihrer Fantasie ein kleines Männlein vorzustellen. Dieses Männlein hat unendlich viele Leben. Auch wenn ihm der Garaus gemacht wird, erwacht es irgendwann wieder zu neuem Leben. Ebenso wie die Angst im Leben, auch sie verschwindet nie ganz.

Dieses Männlein, ich nenne es das „Angstmännlein“, besitzt eine weitere, eine für uns unangenehme Eigenschaft: Es kann herausfinden, wovor sich ein Mensch am meisten fürchtet. Es kommt in der Regel unangemeldet und ungebeten und hält dem Menschen genau dies vor Augen oder flüstert es ihm ins Ohr. Je mehr der Betreffende die Worte des Angstmännleins anhört und sie ernst nimmt, umso weniger kann er das vernehmen, was er eigentlich hören und sehen will, umso weniger kann er das Leben um sich herum wahrnehmen.

Kein Mensch aber muss es auf Dauer zulassen, dass das Angstmännlein sich weiterhin in seiner Nähe befindet und auf ihn einredet.

In unseren therapeutischen Gesprächen hat das Angstmännlein nun auch jeweils einen Namen bekommen. Der Betreffende kann „sein“ Angstmännlein anschauen, kann es mit deutlichen Worten ansprechen und ihm einen entfernten Platz zuweisen, weit weg von seiner unmittelbaren Nähe.

Zugegeben: Zunächst klingt dies möglicherweise albern und überzogen. Wenn wir aber genauer hinschauen, dann ist auch das Ausmaß, das die Angst vor der Angst bei den Betroffenen inzwischen angenommen hat, völlig übertrieben. Aus meiner Erfahrung ist es gerade deshalb so wichtig, die Angst „mit ihren eigenen Waffen zu schlagen".

An dieser Stelle möchte ich eine weitere Geschichte aus meiner Praxis einfügen:

Robert war 16 Jahre alt, als er in meine Praxis kam. Zehn Tage zuvor hatte er erstmalig im Schulunterricht ein Phänomen erlebt, das er folgendermaßen schilderte: „Da war plötzlich ein Wärmegefühl im ganzen Körper, mir wurde schwindelig, meine Arme kribbelten, mein Herz schlug ganz laut, und ich hatte das Gefühl, alles nur noch verschwommen sehen zu können. Das war ganz fürchterlich." Er sei dann nach Hause gegangen. Dort ließen die Symptome nach. Am nächsten Tag in der ersten Schulstunde tauchten die Symptome erneut auf, und auch diesmal sei er sofort wieder nach Hause gegangen. Nachdem das Gleiche auch am darauffolgenden Tag passierte, sah sich Robert nicht mehr in der Lage, die Schule wieder zu besuchen. „Ich habe riesige Angst, dass das wiederkommt."

Bis zu dem Ereignis in der Schule vor zehn Tagen, so berichtete Robert, habe es keine nennenswerten Schwierigkeiten in seinem Leben gegeben. Er besuchte die 9. Gymnasialklasse mit bisher gutem Erfolg. Mit seiner älteren Schwester verstehe er sich gut. Auch das Verhältnis zu seinen Eltern sei ziemlich problemlos. Er habe gute Kontakte zu Gleichaltrigen und sei Mitglied in einer Handballmannschaft.

Er sei, so berichtete Robert, immer schon ein ängstlicher Typ gewesen, vor allem im Zusammenhang mit dem Alleinsein. Auch habe er sich immer über vieles Gedanken gemacht. Inzwischen seien weitere, vor allem ängstliche Gedanken hinzugekommen.

Das Angsterlebnis in der Schule hatte Robert unmittelbar so verunsichert, dass es sich auch auf andere Lebensbereiche auswirkte, z.B. ging er nicht mehr zum Handballtraining und er wollte sich auch nicht mehr mit seinen Freunden treffen. Er igelte sich regelrecht zu Hause ein. Er fühlte sich zunehmend körperlich schlapp und antriebslos.

Eine körperliche Ursache konnte durch den Hausarzt nicht festgestellt werden.

Auch mit Robert tauschte ich mich über seine Ängste und deren Folgen in seinem Leben aus. Auf die Frage, wovor er am meisten Angst habe, antwortete er zunächst: *„Ich habe jetzt Angst davor, dass dieses schreckliche Gefühl morgens in der Schule wiederkommt, dass ich das durchhalten und dann wieder nach Hause gehen muss.“*

„Und wenn dies immer so weitergeht“, fragte ich Robert, „was wäre daran das Schlimmste?“

„Am schlimmsten wäre es, wenn ich die Schule nicht schaffe und dass ich dann ein Versager bin.“ Damit hatte Robert seiner gegenwärtig ärgsten Angst einen Namen gegeben.

Und nun war es wichtig, dieser Angst nicht weiterhin Aufmerksamkeit zu schenken, denn sonst würde wirklich das eintreten, wovor er sich am meisten fürchtete.

Auch Robert ermutigte ich, sich ein Angstmännlein vorzustellen, dem er mal deutlich die Meinung sagen solle, das er vielleicht auch mit Schwung aus dem Klassenfenster werfen könne, damit es sich in ihm nicht so breitmache. Diese Vorstellung regte Roberts Fantasie so sehr an, dass er vorschlug: *„Kann ich mir auch einen Flaschengeist vorstellen?“* Diese Idee griffen wir sofort auf. Roberts Angstmännlein war nun ein Flaschengeist, der umso größer wurde, je mehr Aufmerksamkeit Robert ihm widmete. Und in dem Flaschengeist war ganz viel heiße Luft, die Robert eigenständig zum Entweichen bringen könnte. Wenn der Flaschengeist in der Schule wieder auftauchte, dann sollte er ihn anschauen und ihn folgendermaßen ansprechen:

„Ich weiß, was du mir zu sagen hast, nämlich dass ich Angst habe, dass mir in der Schule wieder schwindelig wird, dass ich meine Schule nicht schaffen kann und dann ein Versager bin. Stimmt genau. Aber gerade deshalb will ich mich jetzt auf das konzentrieren, was mir hier in der Schule wichtig ist, auf den Lehrer, die Tafel, den Unterrichtsstoff usw. Und jetzt sei still. Ich habe gehört, was du sagen wolltest, und jetzt mach, dass du wieder in deine Flasche kommst, damit ich den Stopfen daraufsetzen kann. Und dann bleibst du draußen, vor dem Klassenzimmer, denn hier drin kann ich dich nicht gebrauchen."

Nun ging es bei Robert darum, das Besprochene auch in die Tat umzusetzen, wozu er sehr motiviert war. Mit dem Klassenlehrer verabredeten wir, dass Robert zunächst nur für die ersten beiden Unterrichtsstunden die Schule besuchen sollte, bis er sich dazu in der Lage fühlte, weitere Schulstunden zu absolvieren. Robert berichtete am folgenden Tag, dass ihn die Angst zwar schon den ganzen Morgen vor dem Unterrichtsbeginn ziemlich belastet habe, dass es ihm aber immer wieder gelungen sei, das Besprochene umzusetzen. „Das mit dem Flaschengeist hilft mir sehr", berichtete er.

Am Beispiel von Robert wird deutlich, dass es gelingen kann, mithilfe der Fantasie die Angst in den Blick zu nehmen, sie anzusprechen und sich dann bewusst gedanklich von ihr zu distanzieren.

Unmittelbar im Anschluss an die Distanzierung von der Angst ist es wichtig, etwas in den Blick zu nehmen, womit der Betreffende sich befassen kann und befassen will. Denn der Raum, den die Angst vorher eingenommen hatte, darf nicht leer bleiben. Die Distanzierung von der Angst ist nur dann wirksam, wenn der Patient anschließend seine Aufmerksamkeit auf etwas richtet, worauf er in der Situation Bezug nehmen will. Robert hatte gelernt, sich unmittelbar nach der Distanzierung von der Angst im Klassenraum auf seinen Lehrer, die Tafel und den Lernstoff zu konzentrieren. Aus logotherapeutischer Sicht geht es dabei um die Technik der *Dereflexion* als einer Gegenbewegung zur Hyperreflexion, der übermäßigen Drehung um sich selbst.

Dieser Umgang mit übermäßigen Ängsten ist ein bewusster und aktiver Vorgang. Der Betroffene muss nicht länger die Angst erdulden und ausharren, bis sie von alleine wieder abgeflaut ist. Er hat vielmehr eine Möglichkeit erhalten, sich der Angst aktiv zu widersetzen und ihr etwas entgegenzusetzen, was ihm wichtiger ist als die Angst. Sein Gefühl der Hilflosigkeit und des Ausgeliefertseins kann sich dadurch erheblich reduzieren.

Beim Einsatz der „Personifizierung der Angst" sind der Fantasie keine Grenzen gesetzt.

Anja S. beispielsweise nannte ihr Angstmännlein *den „fürchterlichen Fred"*. In der Folgezeit, als sie deutlich besser lernte, mit ihren Ängsten umzugehen, verschwand in ihren Äußerungen das Adjektiv: der *„fürchterliche Fred"*, war dann nur noch *„der Fred"*.

Eine weitere Patientin brachte in der darauffolgenden Stunde eine kleine selbstgehäkelte Figur mit. *„Das ist mein Angstmännlein. Das setze ich jetzt immer auf den Wohnzimmerschrank. Da soll es bleiben, vor allem wenn ich ins Schlafzimmer gehe. Ich will mich wieder trauen, in Ruhe in meinem Bett schlafen zu können."*

Ein junger Mann, der in seiner Freizeit gerne ruderte, nahm sich vor, sein Angstmännlein mit dem Ruder immer wieder ganz weit auf einen anderen Kontinent zu befördern.

Und noch ein Tipp von mir: Jeder hat schnell ein Pflaster oder auch einen Sekundenkleber in der Hand – gedanklich natürlich. Mit dem großen Pflaster ist es möglich, den

Mund des Angstmännleins deutlich zuzukleben, mit dem Sekundenkleber kann es kurzerhand oben an die Deckenlampe geklebt werden.

Am Ende dieses Kapitels möchte ich nochmals darauf hinweisen, dass es selbstverständlich begründete Ängste gibt, die wir ernst nehmen, die nicht einfach fortgeschickt werden sollten. Es steht außer Frage, dass tatsächliche negative Gegebenheiten Ängste auslösen und verstärken können. Die Unterscheidung von „begründet“ und „unbegründet“ fällt dann mitunter schwer. Dennoch ist es in jedem Fall von Bedeutung, eine Unterscheidung so gut wie möglich herauszufinden.

Dies ist beispielsweise immer wieder ein wichtiges Thema bei den Menschen, die mit einer schweren und lebensbedrohlichen Erkrankung in meine Praxis kommen, die zum Beispiel Hilfe im Sinne der Psychoonkologie suchen. Neben Depressionen sind es zumeist Ängste, die ihnen die Erkrankung noch weiter erschweren. Auch hier schauen wir die Angst und ihre Folgen genau an. Und wir überlegen: Welche der Ängste sind tatsächlich berechtigt und erfordern die Suche nach einer gegenwärtigen Lösung? Welche der Ängste bauen sich in den Gedanken auf und sind in Bezug auf die Gegenwart eher unberechtigt und nur minimal wahrscheinlich? Und wenn Letztere das Leben zusätzlich erschweren, dann kann auch hier das Angstmännchen in weite Ferne geschickt werden.

Der Umgang mit den negativen Gedanken

„Ich komme von meinen Gedanken nicht los. Sie springen mich an und ich kann sie nicht abschütteln."

„Meine größte Angst sorgt dafür, dass ich mir Situationen vorstelle, in denen das Schlimmste passiert."

Alle Menschen, die von einer Angststörung betroffen sind, leiden unter ihrem Grübeln, unter den vielen negativen Gedanken. Diese Neigung zum Grübeln kann eine angeborene oder auch eine im Leben erworbene Eigenschaft sein.

Auch im Umgang mit den negativen Gedanken geht es zunächst darum, innezuhalten und genauer hinzuschauen. Dazu stelle ich den Patienten folgende Frage: Was sind Gedanken? Antworten sind beispielsweise:

„Dinge, die einem einfallen."

„Gedanken sind ein hypothetisches Gebilde."

Gedanken sind innere Vorstellungen, innere Bilder, die mit gefühlsmäßigen und körperlichen Reaktionen einhergehen. Aus diesen können innere Dialoge entstehen, die wiederum mit gefühlsmäßigen und körperlichen Reaktionen einhergehen.

Gedanken können grundsätzlich von ganz unterschiedlicher Qualität sein, sie können positiv und konstruktiv, aber auch negativ bis destruktiv sein.

Gedanken können sich auf unterschiedliche zeitliche Zusammenhänge beziehen: Wir können über Vergangenheit nach-denken, wir können die Gegenwart be-denken und wir können uns in die Zukunft vor-denken. Auch können wir in Gedanken fantasieren und abstrahieren, losgelöst von der gegenwärtigen Realität.

Es gibt – fast? – nichts, was wir nicht denken können.

Gedanken sind sehr wesentlich für uns Menschen. Als Vorstellungen leiten sie uns in unserem Tun. Sie erst ermöglichen Gestaltung und Entwicklung. Sie bestimmen in hohem Maß unsere Einstellung und Haltung dem gegenüber, worauf wir zugehen und was wir gestalten wollen.

Stellen Sie sich zum Beispiel einmal vor, Sie wollen einen Brief schreiben. In Gedanken haben Sie eine genaue Vorstellung davon, was Sie dem Adressaten mitteilen wollen. Dann geht Ihnen das Schreiben auch leicht von der Hand.

Andererseits kann es passieren, dass in Ihren Gedanken die Vorstellung entsteht, der Adressat könnte den Inhalt des Briefes falsch verstehen. Dies kann das Schreiben deutlich erschweren, vielleicht sogar verhindern, weil Sie mit einem Mal über jedes einzelne Wort nachgrübeln.

Diese Situation ist vergleichbar mit denen von Menschen, die unter übermäßigen Ängsten leiden.

Ein Beispiel dazu:
Maria B., eine junge Mutter von zwei kleinen Kindern, schilderte mir, dass sie unbedingt etwas gegen ihre immer stärker werdenden Ängste tun müsse. Diese Ängste bezogen sich vor allem auf ihre beiden Kinder, dass ihnen etwas zustoßen könne. Nun sei der größere Sohn bald 3 Jahre alt und der Termin für die Anmeldung zum Kindergarten stehe an. Aber die Vorstellung, der Junge könnte sich dort nicht wohlfühlen oder er würde gar vom Klettergerüst oder von der Rutsche fallen, diese Gedanken seien so schrecklich und hinderten sie daran, den Jungen im Kindergarten anzumelden. Ihr schlimmstes Erlebnis vor wenigen Tagen habe sie endlich bewogen, bei mir anzurufen und um einen Termin zu bitten. Sie erzählte:

„Ich war unterwegs mit den Kindern. Wir wollten eine Freundin besuchen. Beide Kinder saßen angeschnallt im Auto. Auf der Autobahn tauchte auf einmal der Gedanke bei mir auf: Was ist, wenn eines der Kinder doch nicht richtig angeschnallt ist? Und wenn die Türensicherung defekt ist und mein Kind dann an dem Türgriff spielt, nach draußen fällt und überfahren wird und … Diese Gedanken waren so fürchterlich, ich war schweißgebadet, bin auf den nächsten Parkplatz gefahren. Erst ein Telefonat mit meinem Mann konnte mich etwas beruhigen. Ich habe nach einer gefühlten Ewigkeit die nächste Ausfahrt genommen und bin dann über die Landstraße nach Hause gefahren. So bald fahre ich jetzt nicht mehr mit den Kindern alleine Auto. Aber das kann ja nicht so weitergehen. Wie kann ich diese schrecklichen Gedanken stoppen?"

Maria B. beschrieb sich als sehr gewissenhafte und verantwortungsbewusste Frau, für die das Wohlergehen anderer Menschen, vor allem das ihres Mannes und ihrer Kinder, einen hohen Stellenwert habe.

Ihre größte Angst war: „Dass meinen Kindern etwas zustoßen könne und ich es hätte verhindern können." Dieser Gedanke machte sie immer unruhiger.

Es ist sehr verständlich, dass diese Vorstellung, ihren Kindern könne etwas zustoßen, große Angst und Unruhe bei Maria B. auslösen konnte. Es zeigte ihr auf, wie wertvoll ihr ihre Kinder waren. Und dass sie keinesfalls einen folgenschweren Fehler begehen wollte, den sie dann nicht mehr rückgängig machen könnte.

Auch bei Maria B. ging es zunächst darum, das menschliche Phänomen Angst zu verstehen, vor allem in der Hinsicht, dass letztlich in unserem Leben nichts sicher ist und wir Menschen nicht alles verhindern können. Bei der Schilderung der Ängste von Maria B. wurde auch deutlich, dass sie ein Schuldgefühl ängstlich vermeiden wollte. Dieses wichtige Thema besprach ich mit ihr zu einem späteren Zeitpunkt (siehe Kapitel: „Der Umgang mit Schuld- und Schamgefühlen").

Zunächst war es jedoch von Bedeutung, dass sie wieder „Herrin über ihre Gedanken" werden konnte und dass sich umgekehrt ihre negativen Gedanken nicht ungefragt weiterhin in ihr breitmachen konnten.

Gedanken als innere Bilder können sich einem Menschen so sehr aufdrängen, dass er diese schon beinahe als realistisch empfindet und er sich kaum noch auf seine realen Gegebenheiten konzentrieren kann.

Zum eingehenderen Verständnis der negativen Wirkung von Gedanken stelle ich den Patienten häufig folgende Frage: „Stellen Sie sich vor, Sie möchten einen Film im Kino anschauen. Welche Art von Film würden Sie sich nicht anschauen wollen?"

Wenn die Antwort beispielsweise lautet: *„Einen Horrorfilm"*, dann ist meine nächste Frage: „Und warum wollen Sie sich einen Horrorfilm nicht anschauen?"

Häufig erhalte ich die Antwort: *„Weil so ein Film unangenehme Bilder und Angstgefühle in mir auslöst, die mich dann lange nicht loslassen."*

Gedanken sind vergleichbar mit einem Film, den wir anschauen. Wir Menschen können einen Film so intensiv erleben, als wären wir selbst Beteiligte in diesem Geschehen. Wir erleben die Spannung mit, wir reagieren erleichtert, wir lachen und wir trauern mit. Wir sind „mittendrin". In der Psychologie werden Gedanken auch als „Kopfkino" bezeichnet.

Aus meiner Sicht ist es für jeden Menschen wichtig, sich bewusst zu machen, welche inneren Bilder und Vorstellungen er als positiv und konstruktiv erlebt und welche nicht. Dies hat seine Bedeutung schon beim Lesen eines Buches.

Wir Menschen entwickeln auch hier innere Bilder, und wir sollten entscheiden lernen, welches Buch uns Positives erleben lässt, welches uns aufbaut und fördert. Wir müssen nicht jedes Buch lesen, und wir müssen auch nicht jeden Film anschauen. Wir haben die Wahl, dies zu entscheiden und das auszusuchen, was uns guttut.

Dies gilt auch für unsere Gedanken. Auch hier sollten wir lernen, diese nicht einfach über uns ergehen zu lassen, sie nicht ungefragt weiter anzuschauen, anzuhören und zu ertragen, sondern wir sollten genauer hinschauen: Über was denke ich gerade nach? Was machen diese Gedanken mit mir? Erlebe ich sie als förderlich oder eher als hinderlich?

Wenn deutlich wird, dass die negativen Gedanken bei uns weitere negative Bilder und Stimmungen hervorrufen, dass sie uns hindern, etwas Positives und Konstruktives zu erleben und zu gestalten, dann ist es wichtig, auch hier bewusst „den Film zu wechseln."

In diesem Fall können positive Gedanken aus dem Bereich der Fantasie genutzt werden. Beispielsweise können die negativen Gedanken gebündelt und hinauf zum Himmel geschickt werden, wo sie als Wolken weiterwandern und irgendwo abregnen. Oder sie können als Rauchsäule aufsteigen und sich irgendwo in nichts auflösen. Oder – so die Idee von Maria B. – sie können in ein Paket gepackt werden und einem dieser unzähligen Fernsehsender geschickt werden. *„Die können dann damit machen, was sie wollen."*

Auch im Umgang mit den negativen Gedanken kann die „Personifizierung der Angst" im Sinne der „Personifizierung der negativen Gedanken" eine Hilfestellung sein.

Gerne veranschauliche ich dies mit der Geschichte vom *Traumfresserchen* von Michael Ende.[7] Diese Erzählung handelt von einer Prinzessin, die aus lauter Angst vor Albträumen nicht einschlafen kann. Am Ende der Geschichte findet sie Hilfe durch ein hungriges Traumfresserchen, dem die Qualität der Träume gleichgültig ist. Hauptsache, es hat überhaupt etwas zu essen. In den folgenden Nächten verspeist das Traumfresserchen die Albträume der Prinzessin, während diese – von guten Träumen begleitet – wohl und entspannt schlafen kann.

Ich rege die Patienten an, analog zum Traumfresserchen in ihrer Fantasie ein Gedankenfresserchen zu erschaffen, dem sie all ihre negativen Gedanken zum „Verspeisen" getrost überlassen können.

Auch für den Umgang mit negativen Gedanken gilt: Wenn es gelingen kann, sich zunehmend von den belastenden Gedanken zu distanzieren, sie weit von sich zu weisen, dann ist es wichtig, den nun frei gewordenen Raum durch etwas anderes zu füllen. Im Sinne der Dereflexion geht es darum, den entstandenen Raum mit eigenen, persönlichen Inhalten anzureichern und dann aktiv darauf Bezug zu nehmen. Dies ist zum Beispiel möglich, indem die Gedanken auf positive Inhalte gelenkt werden. Um an dieser Stelle nicht missverstanden zu werden: Es geht dabei nicht um „positives Denken", das von außen aufdiktiert werden soll. Sondern es geht um eine Bezugnahme auf Gedanken, die ein jeweils Betroffener als positiv empfindet, seien es Gedanken bezüglich Erlebtem aus der Vergangenheit, Gedanken über die Gestaltung der Gegenwart und der Zukunft, abstrahierende und philosophierende Gedanken und auch um Bilder aus der Fantasie, wie bei dem Traumfresserchen von Michael Ende.

Ebenso kann Dereflexion ganz einfach dadurch gelingen, dass der Betreffende die Augen öffnet im Hinblick auf gegenwärtig Gegebenes, zum Beispiel mit der Frage: *„Wo bin ich jetzt hier, was sehe ich, was höre ich?"* Diese Frage sollte dann auch innerlich konkret beantwortet werden.

Sehr oft sind wir Menschen gar nicht bewusst in der Gegenwart und schweifen in Gedanken ab. Es kann durchaus wohltuend sein, das gegenwärtig Gegebene wahrzunehmen, es möglicherweise dadurch auch deutlich mehr wertzuschätzen.

Um es noch einmal zusammenzufassen: Es geht bei diesem Vorgehen vor allem darum, dass der Betreffende erleben kann, dass er seinen bedrängenden Gedanken nicht hilflos gegenüber ausgeliefert sein muss, sondern dass er die Freiheit besitzt, ihnen positive Inhalte entgegenzusetzen.

Was steht hinter der Angst?

Zielsetzung der bisherigen therapeutischen Schritte war es, wichtige Erkenntnisse im Umgang mit Ängsten zu erlangen, die Angst vor der Angst zu durchschauen und ihr dadurch viel negative Kraft zu nehmen. Auch ging und geht es darum, zu lernen, die Angst mehr und mehr zu ignorieren und schrittweise wieder auf das Leben zugehen zu können.

Sehr häufig ist diese therapeutische Arbeit nicht ausreichend. Eine Angststörung entsteht zumeist durch das Zusammenkommen mehrerer innerer und äußerer Gefahren- und Konfliktsituationen. Die Angst ist dann letztlich ein Symptom weiterer Aspekte, die der Betreffende als problematisch erlebt hat und weiterhin erlebt und die mit ihm besprochen werden sollten.

Im Rahmen dieses Buches ist es nicht möglich, auf jeden dieser vielfältigen Aspekte einzugehen. Allerdings möchte ich noch drei Anliegen näher betrachten, die bei fast allen meinen Patienten mit Angststörungen an mich herangetragen wurden:

- Wie kann ich – wieder – lernen zu erkennen, was ich eigentlich will?
- Wie kann ich mit meinen Schuld- und Schamgefühlen umgehen?
- Das Thema Vergänglichkeit und Tod macht mir Angst; wie kann ich damit umgehen?

Auch hier gilt: Diese Fragen sind ausführlich im Zusammenhang mit den Lebenserfahrungen des jeweiligen Menschen zu besprechen, um ihm zu helfen, seine persönlichen Antworten darauf zu finden.

Einzelne Aspekte im Hinblick auf die Beantwortung der oben genannten Fragen, die ich auch mit den meisten Patienten im Zusammenhang mit Angststörungen bespreche, möchte ich in den nächsten Kapiteln aufzeigen.

Die Stärkung des eigenen Willens

„Wer nicht genau weiß, wohin er will,
der darf sich nicht wundern,
wenn er ganz woanders ankommt.“
Mark Twain

Um an der Angst vorbeiagieren zu können auf etwas hin, das wichtiger ist als die Angst, ist es von Bedeutung, genau das erkennen zu können, auf was hin ein Mensch gehen will. Wie kann ihm selbst bewusster werden, was ihm für sich und sein Leben wichtig ist?

Es gibt viele Gründe dafür, dass eine Person dies nicht oder immer weniger erkennen kann. Und wenn dieser Fall eintritt, dann können ihn negative Symptome psychischer und körperlicher Art zusätzlich belasten. Eine Auswirkung sind nicht selten Angst- und Panikstörungen. Ebenso kann es passieren, dass jemand als Folge seiner Angststörung immer mehr aus dem Blick verliert, was ihm wichtig ist.

Anja S.: *„Die Angst hindert mich mehr und mehr, das zu tun, was ich eigentlich will.“*

So oder so, der eigene Wille, die einzelnen persönlichen Ziele – und seien sie auch noch so klein – müssen nun mehr in den Blick genommen werden. Denn, so gebe ich meinen Patienten zu bedenken: Wenn ich nicht weiß, was ich will, dann kann die Angst mit mir machen, was sie will.

Woraus besteht der persönliche Wille eines Menschen und wodurch lässt er sich abgrenzen?

Um diese Frage mit mehr Klarheit beantworten zu können, stelle ich häufig folgende Frage: „Können Sie sich daran erinnern, dass Sie sich einmal intensiv etwas gewünscht haben?“

Anja S. antwortete: *„Ich habe mir als Kind intensiv einen Hund gewünscht. Habe ihn aber nicht bekommen. Meine Eltern wollten das nicht."*

„Können Sie sich daran erinnern, dass Sie einmal intensiv etwas wollten?"

Anja S. (lachte): *„Ja, einen Hund, den haben mein Mann und ich uns später auch angeschafft. Möchte ich nicht mehr missen."*

„Können Sie einen Unterschied zwischen wünschen und wollen erkennen?"

Einen *Wunsch* erleben wir immer passiv. Wir sind davon abhängig, ob er von anderen Menschen oder auch vom Schicksal erfüllt wird. Der *Wille* bezieht ein aktives Moment mit ein: Wir können konkret darauf zugehen und ihn selbst „erfüllen".

Eine weitere Frage dazu: „Können Sie sich daran erinnern, dass Sie einmal etwas tun mussten?"

Anja S.: *„Früher musste ich im Garten meiner Eltern helfen. Fand ich nicht so gut."*

„Sie haben mir erzählt, dass Sie heute selbst einen kleinen Garten haben. Wie erleben Sie die Arbeit dort?"

„Ganz anders. Das mache ich gerne. Der Garten ist ganz wertvoll für mich und meinen Mann."

„Können Sie auch hier einen Unterschied erkennen zwischen müssen und wollen?"

Wenn wir Menschen etwas tun *müssen,* dann erleben wir dies als fremdbestimmt. Wenn wir etwas *wollen,* dann haben wir dies selbst gewählt, dann erleben wir dies als selbstbestimmt.

Wir Menschen wollen unser Leben aktiv und selbstbestimmt gestalten im Erleben und in unserem Tun.
Was ist das, was wir wollen? Worauf bezieht sich unser Wille?
Er bezieht sich auf das, was wir als wertvoll erleben, was uns nicht egal ist. Er bezieht sich auf das, was wir dem Leben geben wollen. In Erinnerung an Abbildung 1 im Kapitel „Die Logotherapie als Möglichkeit, der Angst zu begegnen“: Das Leben spricht uns an, und wir haben darauf zu antworten, wir *wollen* darauf im Rahmen unserer Freiheit und Verantwortung aktiv Antwort geben.
Viele negative Gedanken und Gefühle können uns daran hindern, das zu tun, was wir wollen. Dem stehen wir aber grundsätzlich nicht hilflos gegenüber.
Dazu führe ich mit meinen Patienten häufig folgende gedankliche Übung durch: In dieser Übung geht es um das Erleben des Gefühls von Unlust, das hier stellvertretend für viele weitere negative Stimmungen und Gefühle steht.

Bei dieser Übung beginne ich mit der Frage:
Versuchen Sie, sich an eine Situation zu erinnern, in der Sie sich vorgenommen hatten, etwas zu tun, dann aber keine Lust dazu verspürten. Wie fühlte sich dieses „Keine-Lust-Haben“ an, wie erlebten Sie dies?

Die häufigsten Antworten darauf sind:
- *Ich fühle mich unwohl, träge und schwer.*
- *Bin innerlich unruhig.*
- *Da baut sich so ein Druck auf, der lähmt mich.*
- *Ich schiebe das Ganze auf, habe viele Ausreden.*
- *Mag mich dann selbst nicht.*

Wenn Sie dann dennoch, obwohl Sie erst keine Lust dazu hatten, begonnen haben, das zu tun, was Sie sich vorgenommen hatten, wie erging es Ihnen dabei?

Die häufigsten Antworten auf diese Frage sind:

- *Dann geht es mir besser.*
- *Es wird dann immer leichter, die Aufgabe zu bewältigen; ich fühle mich auch leichter.*
- *Ich bin dann zufriedener mit mir, vielleicht auch ein bisschen stolz.*

Danach rege ich dazu an, sich an Tätigkeiten zu erinnern, zu deren Erledigung sie manchmal Lust und manchmal keine Lust verspüren.

Anschließend stelle ich die Frage:
Wodurch entsteht das Gefühl „keine Lust" zu haben?

Bei Aufgaben, die einen Menschen wenig oder gar nicht interessieren, die aber dennoch gemacht werden müssen, ist es verständlich, dass vor dem Erfüllen der Aufgabe ein Gefühl von *„Ich habe keine Lust dazu"* entstehen kann.
Daneben kann ein Gefühl von Unlust in uns entstehen, ohne dass wir erklären können, warum es gerade jetzt auftaucht. *„Warum hatte ich gestern noch Lust dazu und heute nicht?"* Diese Frage können wir in der Regel nicht beantworten. Tatsache aber ist, dass das Gefühl von Unlust aus uns heraus entsteht, sich in uns breitmachen kann, uns lähmen und ein zunehmendes Empfinden von Unzufriedenheit hervorrufen kann.

Eine weitere Frage stelle ich den Patienten dazu:
Wenn Sie dennoch getan haben, wozu Sie zuvor keine Lust hatten, und es ging Ihnen dann besser, wodurch ist dieses Gefühl dann entstanden?

Zumeist folgt die Antwort: „Weil ich meinen inneren Schweinehund überwunden habe."
Sicherlich ist dies ein wichtiger Schritt, den wir Menschen gehen müssen. Um aus dem Gefühl der Unlust, der Schwere und der Lähmung herauszukommen, müssen wir zunächst unseren „Motor" wieder in Gang setzen.
Es geschieht dann aber noch etwas anderes, etwas Wesentliches: Wenn ein Mensch das Gefühl von Unlust empfindet, dann erlebt er sich mit seinem negativen Gefühl in sich „verschlossen". Wenn er dann dennoch beginnt, das zu tun, was er sich vorgenommen hatte, dann öffnet er sich und nimmt das, was er tun und erleben will, aktiv in seinen Blick, in seine Hände. Es entsteht eine Art Beziehung zwischen ihm und der Aufgabe, der er sich nun widmet. Dies ist ein aktiver Prozess, der sich in kleinen alltäglichen und auch in größeren Aufgaben gleichermaßen vollzieht.
Und: Es ist ein *willentlicher* Prozess. Wir Menschen müssen nicht, und wir müssen schon gar nicht alles tun. Wenn wir etwas halbherzig erledigen und darauf warten, dass es schon irgendwie besser wird, oder wenn wir das Gefühl haben, wir müssten etwas tun, und uns mit gebeugter Haltung dem ergeben, dann kann kein Gefühl von Stimmigkeit mit uns und dem Leben entstehen. Von Bedeutung ist, was wir wollen. Mit der Haltung „Ich *will* das jetzt und hier" öffnet sich ein Mensch aktiv seiner Aufgabe, er nimmt aktiv am Leben teil, er erlebt sich selbstbestimmt und nicht ausgeliefert seinen negativen Stimmungen gegenüber.
Diese Haltung ist auch für die Menschen von großer Bedeutung, die lernen wollen, ihre übermäßigen Ängste immer mehr zu ignorieren und wieder schrittweise auf das Leben zuzugehen.
Denn nun geht es in einzelnen Schritten darum, aktiv das in den Blick zu nehmen und umzusetzen, worauf der Betreffende auch zugehen will. Nur so kann dauerhaft erlebt

werden, dass die übermäßigen Ängste immer kleiner werden und dass wieder mehr Zuversicht und Lebensfreude gewonnen werden kann.

Für Maria B. war es in zweierlei Hinsicht von Bedeutung, das benennen zu können, was sie wollte. Zunächst ging es um die Frage: Was war ihr wichtig für die Entwicklung ihrer Kinder? Maria B. wurde bewusst, dass sie ihre Kinder zu selbstständigen Menschen erziehen wollte und dass sie ihnen dafür auch Freiraum geben musste. Dieses „Müssen", so erkannte sie, stand unter der Zielsetzung ihres Willens.

Nun ging es darum, dies auch in ihrem Alltag in kleinen Schritten umzusetzen, die Kinder mehr und mehr loszulassen. Wenn dann die Ängste wieder auftauchten in den Situationen, in denen sie keine Kontrolle über ihre Kinder hatte, dann war es von Bedeutung, dass sie ihre Wahrnehmung auf die Gegenwart und auf sich selbst richtete mit der Frage: *„Was will ich jetzt und hier?"* – Dabei war es für sie wichtig, sich immer wieder vor Augen zu führen: *„Ich habe nicht alles in der Hand. Aber ich kann versuchen, das, was ich jetzt und hier für meine Kinder und für mich will, konkret umzusetzen und zu gestalten."*

Der Freund an meiner Seite

„Sei du selbst.
Alle andern sind bereits vergeben."
Oscar Wilde

„Ich traue mir schon selbst nicht mehr."

„Ich komme mit mir selbst nicht mehr klar."

Solche Sätze äußern viele Patienten schon zu Beginn der Therapie, auch und vor allem diejenigen, die unter übermäßigen Ängsten leiden. Dann bitte ich um Geduld, dass wir diese Aussage zu einem späteren Zeitpunkt genauer betrachten werden. Gleichzeitig versichere ich, dass wir jetzt und bei den nächsten Schritten schon versuchen werden, diesen jeweiligen Aussagen des Patienten entgegenzuwirken.

Wenn der Betreffende im Laufe der Therapie seine Symptome verstanden hat und besser damit umgehen kann, dann erinnere ich ihn an den Satz, den er zu Beginn der Behandlung geäußert hat.

Auf meine Frage: „Würden Sie diesen Satz auch heute so äußern?", folgen häufig Antworten wie:

„Es ist schon deutlich besser geworden, aber so ganz vertrauen kann ich mir noch nicht."

„So langsam komme ich mit der Angst besser klar, aber ich empfinde mich selbst immer noch als reichlich schwierig."

Auch hier schlage ich vor, dass der Betreffende sich nicht von seinen ängstlichen Gefühlen und Gedanken bestimmen lässt, sondern dass er näher hinschaut, wie wir es im Verlauf der Therapie immer wieder getan haben.

So fragte ich Anja S. nach einigen Wochen Behandlung:

„Was haben Sie bisher durch unsere Gespräche gelernt, was haben Sie verändert?"

Anja S.: *„Mir ist bewusst geworden, dass ich mir von der Angst nicht alles gefallen lassen darf. Das fällt mir oft noch schwer, aber ich schaffe es immer besser, dem fürchterlichen Fred die Meinung zu sagen und ihn sonst wohin zu schicken. Ich versuche mehr darauf zu achten, was ich will, und kann auch immer besser* Nein *sagen. Aber so richtig traue ich mir selbst noch nicht."*

Daraufhin fragte ich sie: „Wen meinen Sie denn mit ‚mir selbst'? Wer sind Sie selbst?"

„Das ist ganz schön schwer zu beantworten. Sie kennen ja meine Lebensgeschichte. Ich bin einerseits die zuverlässige und fleißige Anja, die ihren Mann und ihren Hund liebt. Aber diese Anja hat auch ganz schön Angst und sie muss sich immer wieder aufrappeln, nein, sie will *sich aufrappeln – das habe ich ja jetzt bei Ihnen gelernt –, und sie will endlich wieder mehr Freude in ihrem Leben erleben."*

Schauen wir einmal genauer hin: Wer sind wir selbst?

Wir Menschen sind körperliche Wesen, die emotional reagieren und die mit ihren geistigen Fähigkeiten zu ethischem Empfinden fähig sind und auf Werte bezogen leben wollen (siehe Kapitel „Die Logotherapie als Möglichkeit, der Angst zu begegnen"). Nicht selten befinden sich Körper, Gefühle und/oder Geistiges miteinander im Widerstreit.

Wir alle tragen die Vergangenheit, das Erlebte, das Gelernte in uns. Jeder Mensch hat seine eigene Geschichte. Die Vergangenheit können wir nicht einfach wegwischen. Und wir können uns auch nicht selbst umtauschen.

Können wir lernen, mit unserer Geschichte, mit den auch immer wieder miteinander streitenden Anteilen in uns selbst umzugehen?

Das können wir sicherlich, vor allem durch unsere geistigen Fähigkeiten.

In der Therapie haben die Patienten zu diesem Zeitpunkt schon so manchen Schritt bereits verstanden und auch umgesetzt. Nun ist es an der Zeit, sich selbst noch deutlicher in den Blick zu nehmen, zu lernen, sich selbst noch mehr zu vertrauen, mit *sich selbst noch besser klarzukommen.*

Wie gehen wir Menschen jeweils mit uns selbst um?

Nicht selten gehen Patienten – wenn auch unbewusst – in gar nicht liebevoller Weise mit sich selbst um. Sie schildern häufig Dinge wie:

„Wenn ich es wieder nicht geschafft habe, dann schimpfe ich mit mir, manchmal ganz schön heftig."

„In gewissen Momenten akzeptiere ich mich nicht. Dann mache ich mich nieder."

„So oft bin ich enttäuscht von mir. Ich ärgere mich über mich selbst und dann sage ich sehr unschöne Worte zu mir."

An dieser Stelle ermuntere ich sie, einmal genauer hinzuschauen: Die engste Beziehung, die wir zu einer Person haben, ist die zu uns selbst.

Wie geht der Betreffende in Aussagen wie den oben zitierten mit sich um? Mit welcher Haltung begegnet er sich selbst, und was folgt dann daraus? Motiviert er sich dadurch? Oder macht er sich kleiner und schlechter, was zur Folge hat, dass ihm immer weniger gelingt und er sich innerlich noch mehr ablehnt?

Wenn Letzteres die Folge des Umgangs mit sich selbst ist, dann bitte ich die Patienten jeweils folgende Fragen hintereinander zu beantworten:

Versuchen Sie zu beschreiben: Was ist ein ***Feind***?

Einzelne Aussagen von Patienten sind beispielsweise:

- *Ein Feind ist jemand, der mir nicht wohlgesonnen ist.*
- *Der mich hintergeht. Der will mir was antun.*
- *Der erhebt sich über mich. Der macht mich ganz klein.*
- *Der setzt mich unter Druck, will mich unterkriegen.*
- *Der einem ein Bein stellt. Mit dem will ich nichts zu tun haben.*

Versuchen Sie auch zu beschreiben: Was ist ein **Freund**?

Einige Antworten von Patienten sind dann:

- *Ein Freund ist jemand, der an meiner Seite steht.*
- *Der mir auf Augenhöhe begegnet. Der mir Gutes will.*
- *Der an mir interessiert ist und der verständnisvoll mit mir umgeht.*
- *Der wertschätzend und liebevoll mit mir umgeht.*
- *Zu dem ich Vertrauen habe. Der mir zuhört und für mich da ist.*
- *In dessen Gegenwart ich Gewinn erlebe. Mit dem man schöne Sachen machen kann.*
- *Der mich auch kritisieren kann, aber der dabei Gutes für mich meint.*

Anschließend stelle ich eine weitere Frage:
Und wie gehen Sie selbst mit sich um? Eher wie mit einem Freund oder wie mit einem Feind?

Die meisten Patienten antworten an dieser Stelle, dass sie viel zu sehr – wenn auch zum Teil unbewusst – mit sich selbst wie mit einem Feind umgegangen sind und dies möglicherweise gegenwärtig noch tun.

Dann stelle ich die Frage: „Wollen Sie in Zukunft versuchen, mit sich selbst wie mit einem Freund umzugehen? Einem Freund, der Ihnen zur Seite steht, Ihnen zuhört, verständnisvoll und wertschätzend mit Ihnen umgeht? Vielleicht kann es Ihnen gelingen, sich in schwierigen Situationen Ihren inneren Freund, Ihre innere Freundin vorzustellen und zuzuhören, was dieser/diese Ihnen sagen würde."

Ein Beispiel dazu:
Ich fragte Anja S., was der Satz „So richtig traue ich mir selbst noch nicht" in ihr auslöse.

Sie antwortete: „Das löst dann eher wieder Angst aus: Ich fühle mich dann so klein und hilflos."

Ich bat Frau S., sich an eine aktuelle Situation zu erinnern, in der ihr der Gedanke „So richtig traue ich mir selbst noch nicht" durch den Kopf gegangen sei.

„Dieser Gedanke", so antwortete sie, „kommt immer dann, wenn ich mir überlege, einen weiteren Schritt zu tun, zum Beispiel mit meinem Mann auf den Weihnachtsmarkt zu gehen. Ich will das dann schon, aber ich denke ganz oft: Kann ich mir das auch zutrauen?"

Nun überlegten wir: Was würde ihre innere Freundin ihr in dieser Situation raten? Möglicherweise würde sie sagen:

„Du traust dir dies oder jenes zwar jetzt noch nicht zu. Aber du wirst dir mehr vertrauen, wenn du den nächsten Schritt, den du eigentlich gehen willst, jetzt auch gehst. Diese Erfahrung hast du in der letzten Zeit immer wieder gemacht. Und vergiss nicht, den fürchterlichen Fred schon vorher und vielleicht auch zwischendurch ganz weit wegzuschicken."

Ein weiteres Beispiel:
Eine junge Patientin, Ines M., schilderte mir, dass sie jedes Mal, wenn die Angst sie doch wieder eingeholt hätte, ganz heftig mit sich selbst schimpfe.

„Ganz häufig sage ich dann wütend zu mir selbst: Du bist so blöd. Du hast es schon wieder nicht geschafft. Du bist zu nichts fähig."

„Was löst das dann in Ihnen aus, wenn Sie so mit sich schimpfen?", fragte ich sie.

„Eigentlich werde ich dann noch wütender auf mich. Manchmal fange ich auch an zu weinen."

„Jetzt stellen Sie sich bitte einmal Ihre innere Freundin vor. Die würde so mit Ihnen umgehen, wie Sie vorhin eine Freundin beschrieben haben. Möglicherweise würde sie sagen: ‚Du bist nicht blöd. Vielleicht hast du etwas Blödes gemacht. Doch jetzt lass uns daran denken, was du bisher alles gelernt hast und welchen Schritt du als nächsten gehen willst. Vielleicht brauchst du Hilfe dazu. Dann hol sie dir. Nimm den Kopf hoch. Schau auf das, was dir jetzt wichtig ist, was du jetzt tun willst.'"

Mancher Patient erinnert sich im Rahmen dieser Gespräche auch an Aussagen, die sich – durch wen auch immer – als Glaubenssätze in seinen Gedanken und Empfindungen festgesetzt haben. Auch hier nehmen wir uns die Zeit, diese Aussagen genauer anzuschauen. Sicherlich darf der Betreffende wütend oder auch traurig sein, dass ihm diese Worte wiederholt gesagt worden sind. Nun aber hat er die Wahl: Will er diese wenig wertschätzenden Aussagen weiterhin seine Gedanken und sein Handeln bestimmen lassen, oder will er, auch mit der Hilfe seines inneren Freundes, lernen, diese Aussagen selbst für sich umzuformulieren.

Ines M. hatte den Satz: „*Du bist zu nichts fähig*" in ihrer Kindheit häufig hören müssen. Sie lernte, diesen Satz für sich selbst umzuformulieren:

„Ich kann nicht alles, das kann keiner. Aber bestimmte Fähigkeiten habe ich bisher erworben. Und in der Zukunft will ich Schritt für Schritt weitere dazulernen."

Es ist wichtig für die Patienten, aufmerksamer zu werden im Hinblick auf den sprachlichen Umgang mit sich selbst und dass sie lernen, mit sich wie mit einem Freund umzugehen – unterstützend und verständnisvoll, sich selbst immer wieder Mut machend.

Eine Patientin beschrieb es in einem Gespräch einmal mit einem Ausspruch, der Albert Einstein zugeschrieben wird: „Ein Freund ist ein Mensch, der die Melodie deines Herzens kennt und sie dir vorspielt, wenn du sie vergessen hast."

Jeder Mensch kann sicherlich einmal in eine Situation gelangen, in der er die Melodie seines Herzens nicht vernehmen kann. Aber er kann immer wieder versuchen, so mit sich umzugehen, wie ein Freund es mit ihm tun würde. Dann wird mit hoher Wahrscheinlichkeit auch die Melodie seines Herzens wieder hörbarer werden.

Der Umgang mit Schuld- und Schamgefühlen

Jonas N.: *„Ich habe große Angst davor, dass etwas passiert, was ich vorher hätte wissen müssen."*

Anja S.: *„Die Vorstellung, ich würde anderen Menschen zur Last fallen, sie könnten leiden durch mich, das macht mir am meisten Angst."*

Maria B.: *„Meine größte Angst ist, dass meinen Kindern etwas zustoßen könnte und ich es hätte verhindern können."*

Schuld- und auch Schamgefühle sind nicht selten unangenehme Begleiter oder sogar Auslöser bei der Entstehung und Aufrechterhaltung einer Angststörung.

Dabei stehen zunächst folgende Fragen im Mittelpunkt:

- Was sind Schuldgefühle?
- Wie erlebt der oder die Betreffende sie?
- Sind Schuldgefühle gleichbedeutend mit echter Schuld?

Am Beispiel von Maria B. (siehe auch das Kapitel „Der Umgang mit den negativen Gedanken") werde ich einzelne Schritte aufzeigen, mit diesen Fragen umzugehen.

Zur Erinnerung: Maria B. ist Mutter von zwei kleinen Kindern. Sie beschrieb sich als sehr gewissenhafte und verantwortungsbewusste Frau, für die das Wohlergehen anderer Menschen einen hohen Stellenwert hat. Ein schlechtes Gewissen machte ihr sehr häufig zu schaffen. Ihre größte Angst war: *„Dass meinen Kindern etwas zustoßen könnte und ich es hätte verhindern können."*

Nun stellte ich ihr die Frage: „Wie erleben Sie dieses schlechte Gewissen? Was macht das mit Ihnen?"

Sie antwortete: „*Das fühlt sich furchtbar an, das macht mich unruhig, da sind viele Gedanken, und ich bin hin- und hergerissen.*"

Ein schlechtes Gewissen, ein Schuldgefühl, kann in uns Menschen viele negative Gefühle und Gedanken auslösen, vor allem Unruhe, Traurigkeit, Wut, Hilflosigkeit, Hängenbleiben an negativen Gedanken, Selbstzweifel und das Gefühl von Minderwertigkeit. Auch das Empfinden von Angst spielt bei dem Erleben von Schuldgefühlen eine große Rolle: Angst vor den negativen Konsequenzen, Angst vor Strafe. Strafe bedeutet immer einen Verlust von etwas, das einem Menschen wichtig ist. Und das Wichtigste für uns Menschen, der härteste Verlust, den wir erleiden können, ist Liebesentzug, wenn wir nicht mehr dazugehören, wenn wir ignoriert und nicht mehr wertgeschätzt werden.

Die Folgen des Erlebens von Schuldgefühlen können vielfältig sein und drücken sich vor allem in einem Gefühl von Lähmung, Aggression, Aktivismus oder auch Flucht aus.

Nun stellt sich die Frage: Sind Schuldgefühle immer gleichbedeutend mit echter Schuld?

Wir Menschen können uns auch dann schuldig fühlen, wenn keine berechtigte Schuld vorliegt. Die negativen Auswirkungen sind jedoch identisch.

Und damit kommen wir zu der Frage: Was ist *echte*, was ist *berechtigte* Schuld?

Maria B., antwortete auf diese Frage: „*Wenn ich gegen Gesetze verstoße. Wenn ich etwas tue, was jemand anderem schadet.*"

Ist diese Antwort, diese Definition ausreichend?

Um zu einer umfassenderen Definition von Schuld zu gelangen, füge ich folgende Frage hinzu: Wodurch entsteht Schuld?

Wir Menschen als geistige Wesen haben die *Freiheit*, unser Leben – innerhalb gewisser Grenzen – selbst zu gestalten. Diese Freiheit bietet uns Wahlmöglichkeiten. Jeder Mensch besitzt aber nur seine eigene Perspektive und daher niemals die absolute Sicherheit, dass die Wahl, die er treffen wird, die richtige ist. Leben aktiv zu gestalten bedeutet, grundsätzlich schuldig werden zu können.

In den ersten Lebensmonaten eines Menschen erwächst langsam ein Bewusstsein von sich selbst und seiner Umgebung. Gleichzeitig bleibt – trotz wachsender Lebenserfahrung – das Wissen begrenzt. Wir können nicht alles wissen.

Schuld entsteht erst durch ein *Bewusstsein* des eigenen Handelns und dessen Folgen.

Schuld entsteht gleichzeitig durch ein *Gegenüber*, durch das oder an dem wir schuldig werden können.

Ich stellte Maria B. dazu die Frage: „Können Sie auch sich selbst gegenüber schuldig werden?"

Maria B.: „Ich weiß nicht so recht, ich glaube schon, aber genau kann ich das nicht beantworten?"

Was ist das, was wir bei uns selbst als „Gegenüber" erleben?

Begreifbar wird dieses „Gegenüber" möglicherweise, wenn wir zunächst unsere Körperlichkeit betrachten: Ein Mensch ist nicht bewusst dafür zuständig, dass er atmet. Er ist auch nicht bewusst für seinen Herzschlag zuständig; der schlägt selbstständig, ebenso wie die vielen physiologischen Prozesse, die in uns ablaufen. Wir Menschen haben uns unser Leben auch nicht selbst gegeben. Dies wurde und wird uns weiterhin in jeder Sekunde unseres Lebens geschenkt. Gleichzeitig ist dieses Leben endlich und verletzbar. Dies bedeutet, dass wir für das, was uns gegeben ist, auch Sorge zu tragen haben, dass wir dafür *verantwortlich* sind, wie wir damit umgehen.

Dies gilt ebenso für unsere charakterlichen Eigenschaften, unsere Befindlichkeiten wie auch für unser ethisches und wertebezogenes Empfinden uns selbst gegenüber.

Wenn wir Leben als ein Geschenk begreifen, als etwas, das uns gegeben wird, als etwas nicht Selbstverständliches, das auch verletzbar ist, dann wird uns auch unsere Aufgabe deutlich werden, dass wir für dieses Leben Sorge zu tragen haben, dass wir dem Leben zu antworten haben und in diesem Sinne ver-antwortlich sind. Und dies gilt sowohl für unser eigenes Leben als auch für die Menschen und die Aufgaben, die das Leben an uns heranträgt. Kommen wir dieser unserer Verantwortung nicht nach, bleiben wir uns selbst und dem Leben gegenüber etwas schuldig. „Das Leben selbst ist es, das dem Menschen Fragen stellt", so heißt es bei Viktor Frankl. „Er hat nicht zu fragen, er ist vielmehr der vom Leben her Befragte, der dem Leben zu antworten, das Leben zu ver-antworten hat."[8]

Aus diesen Überlegungen heraus formuliere ich folgende Definition von Schuld:

> Echte Schuld besteht dann, wenn ein Mensch in Freiheit und bewusst seiner jeweiligen Verantwortung gegenüber nicht nachgekommen ist.

Diese Definition ist insbesondere für Menschen wichtig, die sich auch dann schuldig fühlen, wenn keine echte Schuld vorliegt, dann,

- wenn keine Wahlmöglichkeit im Sinne der eigenen Freiheit gegeben war,
- wenn die Folgen vorher nicht bewusst sein konnten,
- wenn keine persönliche Verantwortung gegeben war.

So überlege ich gemeinsam mit den Patienten:

- Wir Menschen haben nicht immer die freie Wahl. Diese ist eingeschränkt durch das Schicksal, im Sinne der inneren und äußeren Gegebenheiten eines Menschen.

Wenn jemand beispielsweise ein Versprechen in einer Notsituation gibt, hatte er dann wirklich die freie Wahl?

- Wir Menschen haben alle ein begrenztes Bewusstsein, ein begrenztes Wissen. Wenn Jonas N. sagt: *„Ich habe große Angst davor, dass etwas passiert, was ich vorher hätte wissen müssen"*, dann stellt sich die Frage: Kann er *alles* wissen? Was genau weiß er, auch aus seiner begrenzten Perspektive heraus, und was konnte und kann er gar nicht wissen? Es gilt zu unterscheiden zwischen dem, was man realistisch hätte wissen können, und dem, was außerhalb der eigenen Wissensgrenzen – und auch Handlungsmöglichkeiten – liegt.
- Verantwortlich sind wir Menschen jeweils der Aufgabe gegenüber, die uns das Leben in einer konkreten Situation stellt. Und: Unsere Verantwortung hört da auf, wo die Verantwortung des anderen Menschen beginnt. Vor allem bei Menschen, die sich häufig für alles und für jeden verantwortlich fühlen, ist die Frage wichtig: Welche Verantwortung ist jetzt meine, und welche Verantwortung hat mein Gegenüber?

So war es für Maria B. wichtig zu begreifen, dass sie nicht alles in der Hand haben konnte, nicht alles vorhersehen konnte. Sie lernte, dass andere Menschen ihre jeweils eigene Verantwortung haben, mit ihren Aufgaben und auch mit ihrem persönlichen Leiden umzugehen. Das galt auch für ihre Kinder. Wenn es ihr wichtig war, dass ihre Kinder lernten, ihre eigene Verantwortlichkeit zu erkennen und auch danach zu leben, dann hatte sie als Mutter die Aufgabe, ihnen diese Möglichkeiten des Lernens zu lassen und sie nicht vermeintlich vor möglichen Gefahren zu schützen.

Einem anderen Menschen seine Freiheit und Verantwortlichkeit zuzusprechen und sie auch bei ihm zu belassen, bedeutet, ihm seine Selbstständigkeit zu ermöglichen und ihm seine Würde zu geben.

Dies gilt auch für uns selbst. Wir Menschen sind uns selbst gegenüber verantwortlich.

Auch für Anja S. war dies eine wichtige Erkenntnis im Umgang mit ihren Angst- und Panikattacken. Ihre größte Angst war: *„Die Vorstellung, ich würde anderen Menschen zur Last fallen, sie könnten leiden durch mich."* Sie war sehr verantwortungsbewusst und zuverlässig, was auch ihr Chef als sehr positiv bewertete.

Sie äußerte über sich selbst: *„Ich habe immer das Gefühl, jedem helfen zu müssen. Ich kann nicht gut Nein sagen, mache mir zu viele Gedanken um alles und habe oft ein schlechtes Gewissen. Und ich habe Angst, die Kontrolle zu verlieren."*

Und noch zu Beginn der Therapie hatte die Angst die Kontrolle über ihr Leben gewonnen …

Anja S. lernte in der Folgezeit immer mehr, die Angst zu verstehen und mit ihr umzugehen. Auch wurde ihr bewusst, dass sie nicht jedem helfen konnte und schon gar nicht musste. Sie erkannte, dass ihr schlechtes Gewissen nicht identisch war mit echter Schuld, dass das Schuld*gefühl* die Angst in ihr nährte, sie *könnte* anderen Menschen gegenüber versagen, andere Menschen *könnten* durch sie leiden. Sie verstand, dass sie letztlich Angst hatte, die Liebe anderer Menschen zu verlieren.

Die Angst, die Liebe anderer Menschen zu verlieren, aus der Gemeinschaft ausgeschlossen zu werden, ist sehr verständlich. Möglicherweise ist dies die größte Angst, die uns Menschen bedrücken kann. Als erwachsener Mensch darf diese Angst aber nicht der Leitfaden für das eigene Handeln sein und unser Leben bestimmen.

Ein Mensch sollte im Hinblick auf sich selbst wissen, was ihm wertvoll für sich und für sein Leben ist, welche Verantwortung er für sich selbst hat. Denn wenn er nicht verantwortlich mit sich selbst umgeht, dann ist fraglich, ob er anderen Menschen und Aufgaben gegenüber genügend gerecht werden kann.

In vielen Situationen sollten jeweils folgende Fragen Leitfaden für das eigene Handeln sein: Was ist jetzt und hier meine Verantwortung? Was ist mir jetzt und hier wichtig?

Dies bedeutet nicht, dass jemand damit die Verantwortung für andere Menschen und Aufgaben aus dem Blick verliert. Aber gerade für Menschen, die sich häufig übermäßig verantwortlich fühlen, ist diese Einstellung von großer Bedeutung.

Um dies für den Umgang mit anderen Menschen im Hinblick auf einzelne Lebenssituationen eingehender zu üben, ist es hilfreich, die Verantwortlichkeit jeweils von vier Seiten zu betrachten. Dabei bitte ich die Patienten, sich eine Person vorzustellen, der gegenüber sie sich häufig verantwortlich fühlen.

Dann geht es darum, zu überlegen:

- Welche Verantwortung habe ich jetzt mir selbst gegenüber?
- Welche Verantwortung habe ich der anderen Person gegenüber?
- Welche Verantwortung hat die andere Person sich selbst gegenüber?
- Welche Verantwortung hat die andere Person mir gegenüber?

Für Anja S. war es zunächst ein großer Schritt zu begreifen, dass sie sich selbst gegenüber verantwortlich war. Zum Beispiel ihren Körper und seine Bedürfnisse sorgfältiger in den Blick zu nehmen, und dass es von Zeit zu Zeit wichtig war, äußere Aufgaben los- und Entspannung zuzulassen.

Sie lernte, ihren eigenen Willen hinsichtlich ihrer persönlichen Aufgaben konkreter zu benennen und deutlicher abzugrenzen von der Verantwortung anderer Personen.

Dies war für sie vor allem im Umgang mit ihrem damaligen Chef wichtig. Sie erkannte, dass er viele seiner eigenen Aufgaben immer mehr ihr zugeschoben hatte, dass er sich an ihre Hilfsbereitschaft gewöhnt und diese teilweise auch ausgenutzt hatte.

Ihrem Chef gegenüber hatte sie die Verantwortung, ihm so weit wie möglich offen und ehrlich zu begegnen und zu versuchen, die Grenzen ihrer Aufgaben in der Firma ihm gegenüber zu kommunizieren und sie ihm bewusst zu machen. Denn ihre Verantwortung hörte da auf, wo die Verantwortung ihres Chefs sich selbst und auch ihr gegenüber begann. Ihr Chef hatte grundsätzlich die Verantwortung, sorgfältig mit sich selbst, seinen privaten und seinen beruflichen Aufgaben umzugehen. Und er hatte die Verantwortung ihr gegenüber, ihr wertschätzend und respektvoll zu begegnen, sie in Gesprächen ernst zu nehmen und auch ihre Freiheit und die Grenzen ihrer Verantwortlichkeit zu akzeptieren.

Es mag sein, dass diese Überlegungen sehr idealistisch erscheinen. Nach meiner Erfahrung ist es aber grundsätzlich wichtig, dass wir eine Haltung, eine Stellungnahme abgeben im Hinblick auf das menschliche Leben und den menschlichen Umgang miteinander. Mit dieser Stellungnahme stehen wir auf festem Grund und können mehr Sicherheit im Umgang mit anderen Menschen erleben.

Anja S. musste erfahren, dass ihr Chef zu einem offenen Gespräch nicht bereit war, dass er nicht gewillt war, sein bisheriges Verhalten ihr gegenüber zu ändern. Durch die größere Klarheit, die sie inzwischen hinsichtlich der Grenzen ihrer und seiner Verantwortung erlangt hatte, gelang es ihr immer besser „Nein" zu sagen, ohne dass sie anschließend ein schlechtes Gewissen bedrückte. Dies hatte mit einem liebevollen Umgang sich selbst gegenüber zu tun, anstatt der Anerkennung ihres Chefs nachzulaufen. Letztlich erkannte sie, dass es tatsächlich besser für sie war, sich einen anderen Arbeitsplatz zu suchen, was sie mutig in Angriff nahm und was ihr auch rasch und erfolgreich gelang.

Die Angst vor der negativen Reaktion anderer Menschen, vor Verlust der Anerkennung, ist auch bei dem Erleben von *Scham* erkennbar.

Michael S.: *„Ich habe am meisten Angst davor dass mir etwas Peinliches passieren könnte. Das lähmt mich."*

Viele Menschen, die unter Angst- und Panikattacken leiden, äußern beispielsweise ihre großen Ängste, vor den Augen anderer Menschen umzufallen und vor diesen schwach zu erscheinen. *„Da schäme ich mich. Das ist mir furchtbar peinlich."* Die Folge ist, dass sie zunehmend größere Menschenmengen meiden.

Sie meiden den Gang in das Kaufhaus und in den Supermarkt – *„bloß nicht dort in der Warteschlange stehen"* –, sie meiden Begegnungen mit Menschen im Klassenraum, in Seminaren und Arbeitsgruppen bis hin zu privaten Familienfeiern- und Geburtstagsfeiern. *„Ich will bloß nicht unangenehm auffallen."*

Wie erleben wir Menschen ein Schamgefühl?

Lena M.: *„Das ist, als wenn alle Scheinwerfer auf mich gerichtet sind, dann fühle ich mich vollkommen ausgeliefert. Ich möchte dann nur noch verschwinden."*

In diesem Erleben empfindet sich ein Mensch als „falsch" in den Augen anderer, fühlt sich hilflos, dagegen etwas zu unternehmen; er erlebt sich allein und von der Gemeinschaft ausgeschlossen – was wiederum, wie schon weiter vorne in diesem Kapitel angesprochen, mit einem Gefühl der Angst verbunden ist, der Angst vor Isolation.

Dies erlebte auch Michael S., der schon als Kind häufig die Angst vor der negativen Reaktion anderer Menschen verspürte. Sein rasches Erröten verstärkte dies in unangenehmer Weise. Seine größte Angst war: „dass mir etwas Peinliches passieren könnte. Das lähmt mich." Während der Schulzeit konnte er damit noch angemessen umgehen, aber im Studium, das weniger Struktur bietet als zuvor die Schule mit festen Klassenverbänden und Stundenplan, fühlte er sich zunehmend verloren und unverstanden. Er reagierte mit Rückzug, traute sich immer weniger zu und wurde in der Folgezeit zunehmend depressiver.

Was war ihm beispielsweise früher Peinliches passiert?

„Wenn ich in der Schule mal was Falsches gesagt habe, dann fühlte ich mich von den anderen ausgelacht."

„Und jetzt, im Studium, ist Ihnen da etwas Peinliches passiert?"

Er überlegte. „Na ja, noch ist nichts passiert, aber ich will auch nicht negativ auffallen. Ich hab nicht so richtig Anschluss gefunden. Und jetzt mögen die mich bestimmt nicht mehr."

Michael S. erkannte zunehmend, dass es seine Gedanken waren, welche die Angst vor dem Schamgefühl, die Angst vor der Angst immer größer werden ließen, die ihn immer mehr zum Rückzug bewogen.

Wenn wir genauer hinschauen, dann wird deutlich, wie paradox seine Reaktion letztlich war: Er hatte Angst, aus der Gemeinschaft ausgeschlossen zu werden, und diese Angst be-

wirkte, dass er sich selbst immer mehr aus der Gemeinschaft zurückzog. Er befand sich in einem negativen Kreislauf, der durch die Angst vor der Scham aufrechterhalten wurde.

Scham ist zunächst ein wichtiges Erleben für uns Menschen. Sie kann uns aufzeigen, was wir in Bezug auf uns selbst schützen wollen.

Was will ein Mensch jeweils schützen?

Wir Menschen wollen das beschützen, was wir als wertvoll erachten. Dies ist für uns vor allem die Achtung durch andere Menschen. Und, auch wenn es vielen Menschen gar nicht bewusst ist, wir wollen im gleichen Maße die Achtung vor uns selbst bewahren.

Wir Menschen wollen grundsätzlich so sein dürfen, wie wir sind. Wir wollen ernst genommen und geliebt werden. Wir wollen als Individuum unseren Platz in der Gemeinschaft finden. Vor allem für einen heranwachsenden Menschen ist dies mitunter eine schwierige Aufgabe. Wie schaffen wir es, etwas zu tun, was uns selbst wichtig ist, auch wenn wir dabei nicht die Anerkennung von anderen Menschen bekommen?

In meiner psychotherapeutischen Arbeit stehen dazu wiederholt zwei Fragen im Vordergrund, zu deren Beantwortung ich die Patienten jeweils bewegen will:

Wer bin ich?
und
Wer will ich sein?

Wichtig ist zunächst, dass Menschen lernen, sich selbst, ihre Eigenschaften, ihre Grenzen und auch ihre Fähigkeiten zu betrachten, besser kennenzulernen und zu verstehen. Mit der Beantwortung der zweiten Frage geht es dann darum, zu erkennen, welche Anliegen der einzelnen Person wichtig sind, welche Werte sie verwirklichen will, welche Antworten sie geben will auf die Fragen, die das Leben ihr stellt.

Die Beantwortung dieser Fragen benötigt jeweils viel Zeit und Aufmerksamkeit. Und die Umsetzung kann nur in einzelnen kleinen Schritten erfolgen.

Michael S. erkannte, wie sehr manche seiner Eigenschaften ihn immer wieder eingeschränkt und zum Rückzug bewogen hatten und dass er sich auch durch andere Menschen hatte ausbremsen lassen.

Wir betrachteten seine Eigenschaften genauer in der Hinsicht, dass jede von ihnen auch eine positive Seite zeigt. Zum Beispiel seine Eigenschaft, es allen recht machen zu wollen, in den Augen der anderen keinen Fehler zu machen. Grundsätzlich stecken darin auch positive Absichten. Aber spätestens bei der Formulierung, es *allen* recht machen zu wollen, bewegte ich ihn, genauer hinzuschauen: Kann ich es wirklich *allen* recht machen? Geht das überhaupt? Gehöre ich selbst bei *allen* noch dazu?

Etwas richtig machen, möglichst keine Fehler machen zu wollen, ist durchaus ein positives Anliegen. Nun aber musste die Frage „*Was* will ich als Michael S. jetzt und hier tun?" im Hinblick auf einzelne Situationen von ihm konkret beantwortet werden. In kleinen alltäglichen Situationen erfolgte Schritt für Schritt die Umsetzung dessen, was ihm wichtig war, auf welche Ziele er jeweils zugehen wollte. Dazu gehörte es, seine sportlichen Tätigkeiten wiederaufzunehmen, alltägliche Aufgaben im Haushalt zu verrichten, sich mit Gleichaltrigen zu treffen und die Universität zu besuchen, an der er sich für das kommende Semester wieder einschreiben wollte.

Die einzelnen Schritte tatsächlich zu gehen bedeutete für Michael S. so manche Anstrengung und Überwindung. Die Vorstellung des „Angstmännleins" (siehe Kapitel „Die

Personifizierung der Angst“) war ihm dabei eine wertvolle Hilfe. Er lernte zunehmend, dass er sich selbst gegenüber die Aufgabe hatte, diese Anstrengungen auf sich zu nehmen. Nur auf diesem Weg konnte er ein Gefühl von Selbstbestimmtheit erlangen und wieder Freude und Zufriedenheit erleben.

Schritt für Schritt begriff er, dass er wirklich nur dann Grund hatte sich zu schämen, wenn er tatsächlich schuldig werden sollte.

Tatsächlich schuldig werden kann jeder Mensch. Immer wieder kann es geschehen, dass ein einzelner Mensch in Freiheit und auch bewusst seiner jeweiligen Verantwortung nicht nachkommt.

Was ist dann, wenn *echte Schuld* vorliegt?

Besteht eine echte Schuld im Sinne eines Gesetzesverstoßes liegt der Umgang damit zunächst auch in den Händen der Gesetzesvertreter. Darüber hinaus suchen Menschen, wenn sie unter einer solchen Schuld leiden, ob in kleinem oder in größerem Maße, nicht selten geistlichen Beistand auf, um beichten zu können und Lossprechung zu erhalten.

In meiner psychotherapeutischen Arbeit sehe ich meine Aufgabe im Umgang mit berechtigter Schuld in erster Linie darin, den Betreffenden dabei zu helfen, ihre verloren gegangene Freiheit wiederzuerlangen. Denn genau dies erleben Menschen, die darunter leiden, dass sie schuldig geworden sind.

Wenn wir uns noch einmal vor Augen führen, welche negativen Empfindungen ein schlechtes Gewissen, ein Schuldgefühl in einem Menschen auslösen kann – von den bedrückenden Gedanken und Selbstzweifeln bis hin zu der Angst vor möglichen negativen Folgen –, wird erkennbar, wie sehr dieses Erleben einen Menschen einengen und die Freude am Leben rauben kann. Es nimmt der betreffenden Person den Blick und letztlich auch die Kraft, sich den aktuellen Lebensmöglichkeiten wieder zuwenden und sich der Verantwortung stellen zu können. Doch was ist *jetzt* die Verantwortung des Einzelnen, mit dem Vergehen umzugehen?

Dieses Vergehen kann nicht mehr rückgängig gemacht werden. Bedeutet dies, dass das weitere Leben dieses Menschen eingeengt bleiben muss, das Vorgefallene ihm ein großes Stück seiner Freiheit nimmt? Wie kann die verloren gegangene Freiheit wiedergewonnen werden, gerade im Hinblick darauf, dass das Leben kostbar ist und wir erst dann wieder offen sind, unsere Lebensmöglichkeiten gestalten zu können?

Wir können zwar das Vorgefallene nicht ungeschehen machen, aber wir können unsere Einstellung dazu ändern, die Art und Weise, wie wir selbst damit umgehen – wir können *uns* ändern. Oder wie Alfried Längle es ausdrückt: „Das Geschehene ist zwar abgeschlossen, aber *ich* bin noch nicht fertig damit. Mich selbst kann ich noch ändern, auch meine Einstellung zu meiner Tat."[9]

Der Betreffende kann zunächst das Geschehene genauer betrachten: Was ist in der Vergangenheit geschehen? Habe ich wissentlich und in Freiheit gegen meine Verantwortung gehandelt?

Dann schauen wir genauer hin: Die Person *hat* wissentlich und in Freiheit gegen die eigene Verantwortung gehandelt, aber sie selbst ist mehr als diese Tat, sie *ist* weiterhin eine Person, die mit diesem Geschehen umgehen kann und die auch Verantwortung dafür übernehmen kann.

Mit der Erkenntnis, dass eigene Schuld tatsächlich vorliegt, bekennt der Betreffende, dass er eine freie und verantwortliche Person ist und dass er gegen etwas gehandelt hat, das er selbst als wertvoll anerkennt.

Im Weiteren geht es um die Frage: *Bereue ich, was ich getan habe? Würde ich es, wenn ich die Wahl hätte, nicht wieder tun?*

In der Reue bekennt er sich zu Werten – dazu, dass das Leben grundsätzlich kostbar und von Bedeutung ist und welche Werte ihm für sein Leben wichtig sind.

Jonas N. beispielsweise berichtete während der therapeutischen Gespräche von einer Situation in seinem Leben, in der er seinen Freund bewusst belogen hatte. Dieses Vergehen nagte noch immer an ihm, verminderte dadurch zeitweise seine Aufmerksamkeit und verstärkte seine Ängste und Selbstzweifel.

Bei der Rückschau erkannte er, dass er in der Vergangenheit tatsächlich schuldig geworden war, dass er gegen Freundschaft und Ehrlichkeit gehandelt hatte, gegen Werte, denen er eine hohe Bedeutung beimaß.

Darf ihn dies auch heute noch einengen? Oder kann er sich dazu bekennen und in seiner weiteren Zukunft versuchen, genau dies nicht wieder zu tun?

Im Umgang mit Schuld stellen die Betroffenen auch immer wieder die Frage nach *Vergebung*.

Sicherlich ist Vergebung für das Wiederherstellen gelingender Beziehung ein hoher Wert. Sie kann aber von unserem Gegenüber nicht erzwungen werden. Wie kann sie dann dennoch möglich sein für den oder die Betroffene?

In den Gesprächen mit den Patienten überlegen wir wiederholt Folgendes:

Vergebung bedeutet *ent*-schuldigen, die Befreiung von Schuld. Das heißt nicht, dass die Tat damit vergessen ist. Sie wurde, wie schon zuvor angesprochen, angeschaut und als Vergehen anerkannt.

Nun überlegen wir, ob es eine höhere Macht gibt – für viele Menschen ist es Gott, das Universum oder eine andere spirituelle Vorstellung –, der wir diese Erkenntnis, unsere Reue „geben“ können, um uns hier und jetzt wieder unseren Lebensmöglichkeiten zuwenden zu können.

Unser Leben ist unvollkommen und angefüllt mit Unsicherheiten. Und auch wir Menschen sind weder vollkommen noch perfekt. Entscheidend ist für jeden einzelnen Menschen, dass er dies zu akzeptieren lernt und einzelne Schritte gehen kann, zu denen er sich im Rahmen seiner Freiheit und Verantwortlichkeit aufgefordert fühlt und die er selbst bejahen kann.

Die Endlichkeit des Lebens

Vergänglichkeit und Endlichkeit der Lebenszeit, Sterben und Tod sind für viele Menschen beängstigende Themen. Sie sind nicht selten Verursacher und/oder Verstärker bei der Entstehung und im Verlauf einer Angststörung. Dazu einzelne Aussagen der Patienten:

„Auf Friedhöfe gehe ich nicht, auf Beerdigungen schon gar nicht. Allein der Gedanke daran macht mir Angst.“

„Der Gedanke, ich bin tot, ich liege im Sarg, der ist für mich unerträglich.“

„Ich habe Angst vor dem Tod. Ich weiß nicht, was dann kommt. Verliere ich alles? Ende ich im Nichts? Was bleibt meinen Angehörigen, wenn ich nicht mehr bin?“

„Der Tod macht letztendlich alles kaputt.“

Dem Tod gegenüber steht das Leben. In unserem Leben wollen wir aktiv etwas erleben und gestalten, jeder nach seinen eigenen Interessen und Anliegen. Jeder Mensch will „seine Zeit“ lebendig gestalten.

Mitten im Leben können wir das Ende desselben denken. Dies mag für manche Menschen Trost und sogar Erlösung aufzeigen. Für andere wiederum können Gedanken an Sterben und Tod viele negative Empfindungen auslösen, vor allem Ängste, Depressionen, Aggressionen, Gefühle der Lähmung und auch psychosomatische Beschwerden. Alle diese Empfindungen entfernen den Betreffenden von dem Leben, dessen Ende er doch so sehr fürchtet.

Es gibt keine Sicherheit, was genau im Sterben, im Tod und danach sein wird. Wir können den Körper eines verstorbenen Menschen anschauen. Es erscheint uns unheimlich, dass da, wo gerade noch das Leben atmete, nun völlige Stille ist. Können wir dabei begreifen, was mit diesem Menschen geschehen ist, welchen Weg er genommen hat? Vielleicht können wir ahnen, wo sich die Seele des Verstorbenen jetzt befindet; vielleicht ist auch dies nicht möglich.

Dieses letztendlich Unbegreifliche kann große Ängste und Unsicherheiten im Hinblick auf das Leben auslösen. Schon der Gedanke an die völlige Unbeweglichkeit, die der Tod mit sich bringen wird, kann in der Gegenwart den Blick auf das Leben erschweren. Und die Endgültigkeit, die der Tod für uns Lebende bedeutet, kann dazu führen, dass wir das ganze Leben infrage stellen.

Unser Leben beginnt mit dem ersten Herzschlag im Mutterleib und endet dann, wenn das Herz endgültig aufhört zu schlagen. Dazwischen befindet sich unsere Lebenszeit. Zeit ist eine messbare Größe, die wir am vorrückenden Zeiger der Uhr erkennen können. Wie empfinden wir unsere voranschreitende Zeit? Empfinden wir sie als Struktur gebend, Aufforderung, als Druck oder gar als beängstigend?

Am wenigsten haben wir Menschen die Zeit dann im Blick, wenn wir intensiv mit einer Sache befasst sind. Um dies nachempfinden zu können, stelle ich den Patienten die Frage: „In welchen Situationen haben Sie sich in Ihrem Leben sehr lebendig gefühlt?"

Anja S.: *„Wenn ich mit meinem Mann etwas unternehme, wenn ich mit meinem Hund spazieren gehe oder wenn ich in unserem Garten arbeite."*

Jonas N.: *„Wenn ich auf dem Klavier spiele oder wenn ich Musik höre."*

Am meisten lebendig fühlen wir uns dann, wenn wir im Rahmen einer Zeiteinheit unsere Aufmerksamkeit auf etwas richten, das uns fordert, das uns als wertvoll erscheint (siehe das Kapitel „Die Logotherapie als Möglichkeit, der Angst zu begegnen").

In diesen Situationen begegnen wir dem Leben, sind aktive Mitgestalter unserer Lebensmöglichkeiten. Wir sind dann nicht „bewegungslos", fühlen uns nicht wie gelähmt.

Es steht außer Frage, dass der Gedanke an eine völlige Bewegungslosigkeit – möglicherweise damit verbunden eine Abhängigkeit von äußerer Hilfe – große Angst auslösen kann. Wenn derartige Gedanken uns aber mitten im Leben lähmen, dann stellt sich die Frage, wie in der Gegenwart, im Jetzt und Hier Bewegung und selbstständige Lebensgestaltung weiterhin möglich sind. Der Tod wird uns eines Tages unsere Bewegungsfähigkeit nehmen, aber *jetzt* leben wir, in der Gegenwart ist Leben möglich.

Die Gegenwart – in unserem Erleben befindet sie sich zwischen der Vergangenheit und der Zukunft. Wenn wir uns ein Bild vom Lauf der Zeit machen, dann verorten wir zumeist die Vergangenheit hinter uns, während die Zukunft noch vor uns liegt. Dieses Bild vom Lauf der Zeit kann beängstigende Fragen aufwerfen:

- Wenn die Vergangenheit hinter mir liegt, wo ist sie jetzt? Hat sie sich in nichts aufgelöst?
- Die Zukunft: Von ihr weiß ich noch nichts. Was will sie von mir? Und wenn der Tod mir meine Zukunft nimmt, was bleibt dann von mir und meinem Leben?

Eine andere Sichtweise vom Lauf der Zeit veranschaulichte Viktor Frankl mit dem Bild der Sanduhr: Im oberen Teil befindet sich die Zukunft, das, was noch kommt. Die Gegenwart ist vergleichbar mit der engen Stelle, durch die der Sand hindurchrieselt, und im unteren Teil befindet sich die Vergangenheit, das, was schon geschehen ist. Nach diesem Bild läuft unsere Lebenszeit nicht auf die Zukunft, sondern auf die Vergangenheit zu.[10]

Ähnlich beschreibt es Friedrich Schiller im folgenden Vers:

> Dreifach ist der Schritt der Zeit:
> Zögernd kommt die Zukunft hergezogen,
> Pfeilschnell ist das Jetzt entflogen,
> Ewig still steht die Vergangenheit.[11]

Die Zukunft – sie bietet uns Möglichkeiten, die wir nutzen können, Möglichkeiten, die vergänglich sind. Vielleicht zögern wir, welche Wahl wir treffen wollen. Sobald aber eine unserer Möglichkeiten in der jeweiligen Gegenwart verwirklicht wird, ist sie nicht mehr vergänglich, sondern vergangen. In unserer Vergangenheit ist unser gelebtes Leben für immer aufgehoben und unverlierbar geborgen vor dem Zugriff der Vergänglichkeit: „Die Vergangenheit ist die sicherste Form des Seins“[12], wie Viktor Frankl es ausdrückt.

Noch deutlicher erklärt er es mit folgender Metapher:

> Oft sieht der Mensch nur das Stoppelfeld der Vergänglichkeit. Aber er sieht nicht die vollen Scheunen der Vergangenheit. Er aber gleicht darin einem Manne, der da wollte, dass seine Mähmaschine und Dreschmaschine stille steht und am Platz arbeitet, und nicht im Fahren; denn während die Maschine übers Feld rollt, sieht er – mit Schaudern – immer nur das sich vergrößernde Stoppelfeld, aber nicht die gleichzeitig sich mehrende Menge des Korns im Innern der Maschine. So ist der Mensch geneigt, an den vergangenen Dingen nur zu sehen, dass sie nicht mehr da sind; aber er sieht nicht, in welche Speicher sie gekommen. (Viktor E. Frankl: Ärztliche Seelsorge. © 2005 Deuticke, Wien, S. 95)

Was aber geschieht mit dem gefüllten Speicher, wenn ich eines Tages nicht mehr bin? Macht der Tod letztendlich alles kaputt?

Eines ist sicher: Welches Bild wir auch wählen vom Lauf der Zeit, der Tod beendet unser Leben. Und wenn dies so ist, welchen Sinn macht dann das Leben?

Eine weitere Vorstellung von unserer Lebenszeit ist auch denkbar: Was wäre, wenn es keinen Tod gäbe, wenn unser Leben unendlich wäre? Zunächst mag dieser Gedanke verlockend erscheinen. Bei näherem Hinsehen aber tauchen weitere Fragen auf: Was genau wäre unendlich – die Kindheit, die Jugendzeit, die Zeit des Erwachsenen, das Alter, der Schmerz, die Behinderung oder ständiges Glück? Was wäre mit unseren Entscheidungen? Sie hätten keine Bedeutung mehr. Alles könnte aufgeschoben werden. Nichts müsste heute, hier und jetzt und ausgerechnet von mir erledigt werden.

Aber gerade weil der Tod das Leben endlich macht, ist die Zeit, die jedem einzelnen Menschen zur Verfügung steht, begrenzt und damit wertvoll. Und gerade deshalb kann der Mensch sich nicht vor der Verantwortung drücken, seine gegenwärtigen Aufgaben zu lösen. „Der Sinn des menschlichen Daseins ist in seinem irreversiblen Charakter fundiert“, so sagt es Viktor Frankl.[13]

Erst der Tod gibt dem Leben einen Sinn. Im Hier und Jetzt bietet das Leben jedem Menschen Möglichkeiten, sein Leben zu gestalten, und es liegt an jedem einzelnen Menschen, ob und was er in seine „Scheunen“ schaffen und darin bewahren will.

Eine absolute Sicherheit, was mit unserer Vergangenheit nach unserem Tod geschehen wird, haben wir nicht. Aber wir können uns für dieses Leben entscheiden in der Hoffnung, dass etwas von uns bleibt, etwas, das uns am Herzen liegt und für uns von Bedeutung ist und das in anderen Menschen weiterleben kann.

Wer ist die Angst gegenwärtig in meinem Leben?

Wer gelernt hat, auf die rechte Weise Angst zu haben, der hat das Höchste gelernt.
Sören Kirkegaard[14]

Die Auseinandersetzung mit einer Angststörung erfordert für den Betroffenen in der Regel viel Arbeit, Aufmerksamkeit und Durchhaltevermögen. Auch viel Geduld, denn was sich einmal in negativer Weise eingenistet hat, das lässt sich nur Stück für Stück wieder dauerhaft entfernen. Eine medikamentöse Therapie kann dabei hilfreich sein, sie ist aber nicht in jedem Fall notwendig. Zusätzliche Unterstützung können sportliche Betätigung, Entspannungsübungen und auch Übungen zur Förderung der Kreativität bieten.

Viele Patienten erleben, dass sich ihr Befinden nicht linear ändert, sondern dass sie lernen müssen, mit Wellentälern umzugehen. Manchen Menschen gelingt dies rascher, andere brauchen dafür deutlich mehr Zeit.

Im Umgang mit einer Angststörung ist es von Bedeutung, dass die Betreffenden akzeptieren, dass die Angst nie ganz verschwinden wird, sie gehört zu unserem Leben dazu. Ziel der Therapie ist es, dass nicht länger die Angst das Leben eines Menschen bestimmt, sondern dass umgekehrt der Betreffende lernt, seine Ängste zu verstehen und mit ihnen umzugehen. Der Abschluss unserer therapeutischen Gespräche erfolgt in der Regel dann, wenn dieses Ziel erreicht ist, wenn die Angst im Alltag Nebensache geworden ist.

In unseren Abschlussgesprächen ermutige ich die Patienten sehr häufig, auf folgende Fragen Antworten zu geben:

Was haben Sie in der Zwischenzeit durch die Therapie im Umgang mit Ihren Ängsten gelernt?

Welchen „Notfallplan" haben Sie für den Fall, dass die Angst wieder auftauchen sollte?

Wer ist die Angst gegenwärtig in Ihrem Kopf, in Ihrem Leben?

Immer häufiger frage ich die Patienten auch, ob sie diese Fragen vorab schriftlich beantworten wollen. Ihre jeweiligen Antworten können sie dann mitnehmen, vielleicht auch gedanklich in eine Art „Notfallrucksack" packen.

Einzelne Antworten meiner Patienten möchte ich hier wiedergeben:

Was haben Sie in der Zwischenzeit durch die Therapie im Umgang mit Ihren Ängsten gelernt?

Anja S.: *„Ich habe begriffen, was die Angst mit mir gemacht hat, wie sehr sie mich eingeengt hat. Ich bin stärker als sie, denn das Leben ist mir wichtig. Ich habe gelernt, darauf zu achten, was ich will, und dass ich mir dabei nicht immer von den Ängsten reinreden lasse."*

Lena M.: *„Ich habe gelernt, mit der Angst zu leben. Ich habe gelernt zu akzeptieren, dass sie da ist und auch nicht vollständig weggehen wird. Auch habe ich gelernt, sie zu kontrollieren, sie in Schach zu halten und sie in eine Schublade ganz weit hinten in meinem Kopf zu stecken. Ich habe gelernt, ihr gegenüberzutreten, mich ihr aktiv zu stellen. Wenn die Angst das Lenkrad in meinem Kopf übernimmt, bin ich nicht mehr die hilflose Beifahrerin, sondern ich greife* *selbst ins Steuer, um mich wieder auf den richtigen Weg zu bringen."*

Frank M.: *„Ich habe gelernt zu akzeptieren, dass ich auch nur ein Mensch bin, dass Angst dazugehört und wie ich sie in mein Leben einordne."*

Welchen „Notfallplan" haben Sie für den Fall, dass die Angst wieder auftauchen sollte?

Frank M.: *„Mir hilft dann am meisten die Geschichte mit dem Scheinriesen. Ich schaue genau hin, ob die Angst sich dann wieder viel größer macht, als sie ist, und dann frage ich mich, auf was genau ich jetzt zugehen will."*

Martha K.: *„Wenn die Angst wiederkommt, dann stelle ich mir sofort wieder das Angstmännlein vor. Ich rede dann energisch mit ihm und schicke es weit weg. Ich nehme mir ganz fest vor, mir von ihm nicht mehr alles gefallen zu lassen."*

Lena M.: *„Wenn die Angst kommt, helfen mir zuallererst zwei Dinge: Rationalität und Besinnung auf mich selbst. Ich rufe mir ins Gedächtnis, dass diese Angst keinen rationalen Grund hat, dass sie ein Konstrukt von meinem Gedankenkarussell ist, das mich in eine Abwärtsspirale reißen will. Dann halte ich mir vor Augen, was* ich *eigentlich von* mir *erwarte, wer ich bin, was ich will und kann. Ich berufe mich auf meine Stärken, auf meine Wünsche und Pläne. Und ich mache mir klar, dass diese Angst bei allem nur hinderlich ist. Ich erinnere mich daran, wie weit ich schon gekommen bin in meinem Kampf gegen die Angst und dass ich diesen Fortschritt nicht kaputt machen will, um meiner selbst willen.*

Wenn die Angst einen dieser Tage erwischt, an dem sie sich damit nicht unterkriegen lässt, dann hilft mir immer das Gespräch mit mir sehr vertrauten Personen."

Wer ist die Angst gegenwärtig in Ihrem Kopf, in Ihrem Leben?

Lena M.: „*Die Angst ist auf ihre Weise mein ständiger Begleiter, den ich unfreiwillig mit mir herumtrage, von dem ich mir aber nicht mehr alles gefallen lasse und lassen muss. Die Angst hindert mich nicht mehr an alltäglichen und außergewöhnlichen Aktionen, sie schränkt mich nicht mehr ein. Weil ich mir aber bewusst bin, dass sie da ist und vielleicht wiederkommen könnte, bringt sie mich dazu, auf mich selbst aufzupassen, nichts zu provozieren und mehr über mich nachzudenken.*"

Martha K.: „*Die Angst ist weiterhin da, aber viel kleiner und weiter weg als früher. Manchmal habe ich das Gefühl, sie lauert irgendwo, ob sie mir etwas antun kann, vor allem, wenn ich unter Stress bin. Und manchmal überfällt sie mich auch. Aber vor den Überfällen fürchte ich mich immer weniger. Denn ich weiß, wie ich mich dann verhalten muss, wie ich die Angst dann weit wegschicke. Mir ist bewusst, dass vielleicht irgendwann in meinem Leben ein ganz großer Überfall der Angst kommen kann, dann, wenn vielleicht etwas Schreckliches passiert. Aber ich habe gelernt, dass ich im Jetzt und Hier lebe, in dem der ganze Konjunktiv mit ‚wenn' und ‚vielleicht' keinen Platz hat für all das, was ich erleben will.*"

Von meiner ehemaligen Patientin Anja S. erhielt ich nach unserer Therapie in größeren Abständen Nachrichten von ihrem Befinden, das sich weiterhin kontinuierlich besserte.

Und dann trat das ein, wovor sie sich zuvor so sehr gefürchtet hatte: Bei ihrem Mann wurde eine bösartige Erkrankung diagnostiziert, die zu diesem Zeitpunkt nicht mehr heilbar war.

In den folgenden Berichten von Anja S. konnte ich erleben, welche Stärke und Lebenskraft sie inzwischen dazugewonnen hatte. Sie akzeptierte das Unabänderliche und stand ihrem Mann mit viel Liebe und Tatkraft zur Seite. In ihren Armen verstarb er. Und sie, die einige Jahre zuvor geäußert hatte: *„Auf Friedhöfe gehe ich nicht, auf Beerdigungen schon gar nicht. Allein der Gedanke macht mir Angst"*, sie organisierte tatkräftig den letzten Gang ihres Mannes bis zum Grab auf dem Friedhof.

Einige Wochen später trafen wir uns zu einem Gespräch. Sie berichtete, dass sie ihren Mann täglich am Grab besuche. *„Da rede ich mit ihm. Das tut mir gut. Bin ich unnormal, dass ich das alles so gut verkrafte? Gut, ab und zu überfällt mich die Traurigkeit. Dann fließen die Tränen, dann bin ich auch verzweifelt. Aber nur für kurze Zeit. Ich weiß, es ist gut, dass er jetzt keine Schmerzen und keine Atemnot mehr hat. Und ich bin fest davon überzeugt, dass er weiterhin bei mir ist. So viel Liebe, wie er mir gegeben hat, die kann nicht einfach verschwinden, die ist noch da. Und die gibt mir ganz viel Kraft."*

Anja S. hatte schon Monate zuvor von meinem Buchprojekt erfahren. Auch sie hatte ich gefragt, ob ich Teile ihrer Geschichte – unter geändertem Namen – in meinem Buch weitergeben dürfe. Ihre Antwort war: *„Natürlich, wenn es anderen Menschen helfen kann."*

Und auch ihr stellte ich die Frage, wer die Angst jetzt in ihrem Leben sei.

Sie antwortete: *„Meine Angst im Sinne von Fred, die habe ich nicht mehr. Höchstens mal einen Schrecken oder eher eine innere Unruhe. Und Fred, ja, der schwimmt jetzt in einer Nussschale auf einem See auf Tahiti, aber ohne Paddel."*

Auch Anja S. hatte zum Anschluss ihrer Therapie, viele Monate zuvor, ihren Notfallrucksack gepackt, so wie viele andere Menschen auch, wenn sie beginnen, mehr und mehr ohne therapeutische Hilfe auszukommen.

Häufig ergänze ich die Antworten der Patienten auf die vorherigen Fragen mit folgenden Anregungen:

Denken Sie beim Packen Ihres Notfallrucksackes bitte immer auch an die körperlichen Möglichkeiten der Entspannung, die Sie nun dazugewonnen haben. Diese haben Sie jederzeit und schnell zur Hand. Und, packen Sie auch die Aufmerksamkeit in Ihren Rucksack. Bleiben Sie aufmerksam dafür, wann Sie sich am meisten brauchen. Anderenfalls übernimmt wieder die Angst die Kontrolle über Ihr Leben. Packen Sie auch den Mut in Ihren Rucksack, sich Hilfe zu holen, aber nur für den Fall, dass Sie alleine nicht mehr weiterwissen.

Jeder kann sich seinen eigenständig gepackten Notfallrucksack, wann immer er will, auf den Rücken schnallen. Dann ist er gut gerüstet für den Fall, dass der Angstriese am Horizont wieder auftauchen sollte – und kann mutig auf ihn zugehen und wird mit hoher Wahrscheinlichkeit erkennen, dass dieser in Wirklichkeit gar kein Riese ist.

Dank

Dieses Buch konnte nur zustande kommen durch die Unterstützung vieler Menschen.

Danke an meine Agentin Imke Rötger, an die Lektorinnen Christiane Neuen, für ihre Geduld mit mir, und insbesondere Cordula Borawski für ihren kompetenten und aufmerksamen Umgang mit meinem Buchmanuskript.

Danke an meine Töchter Kristina und Laura, die vorab mit großem Interesse und sorgfältig jedes Kapitel Korrektur gelesen hatten.

Danke an meine Patienten, durch die ich in den vergangenen Jahren vieles dazulernen konnte. Vor allem ein Dank an Anja S., die mir für dieses Buch auch Auszüge aus ihrem Tagebuch aus der Zeit der Behandlung zur Verfügung stellte.

Walter, Monika, Rebekka und Manuel, auch euch danke ich für eure Unterstützung.

Ein ganz besonderer Dank gilt meinem Mann Christian. Ohne deine stetige Ermunterung und dein Vertrauen wäre dieses Buch nicht entstanden.

Anhang

Anmerkungen

1 Der Name und alle weiteren personenbezogenen Details wurden in diesem und allen anderen Beispielen zum Zweck der Anonymisierung verändert.
2 Frei nacherzählt nach Ende (1972), S. 122–130.
3 Fromm (1995), S. 40.
4 Frankl (2005), S. 33.
5 In Anlehnung an Längle (1988), S. 11.
6 Frei nacherzählt nach „Das Geheimnis des langen Bartes", in Peseschkian (1992), S. 107f.
7 Vgl. Ende (1978).
8 Frankl (2005), S. 72.
9 Längle (1994), S. 91.
10 Vgl. Frankl (1982), S. 49.
11 „Sprüche des Konfuzius", Schiller (2004), S. 226.
12 Frankl (1982), S. 48.
13 Frankl (2005), S. 119.
14 Kierkegaard (1992), S. 181.

Literatur

Ende, Michael (1972): Jim Knopf und Lukas der Lokomotivführer. 15. Aufl. Thienemann, Stuttgart.

Ende, Michael (1978): Das Traumfresserchen. Thienemann, Stuttgart.

Frankl, Viktor Emil (2005): Ärztliche Seelsorge. Franz Deuticke, Wien 1982.

Frankl, Viktor Emil (1982): Der Wille zum Sinn. Hans Huber, Wien 1982.
Frankl, Viktor Emil (1987): Logotherapie und Existenzanalyse. Piper, München 1987.
Frankl, Viktor Emil (1998): … trotzdem Ja zum Leben sagen: Ein Psychologe erlebt das Konzentrationslager. dtv, München.
Fromm, Erich (1995): Psychoanalyse und Ethik. 5. Aufl. dtv, München.
Kierkegaard, Sören (1992): Der Begriff der Angst. Reclam, Stuttgart.
Längle, Alfried (Hrsg.) (1988): Entscheidung zum Sein. Viktor E. Frankls Logotherapie in der Praxis. Piper, München.
Längle, Alfried (1994): Sinnvoll leben. Niederösterreichisches Pressehaus, Wien.
Peseschkian, Nossrat (1992): Der Kaufmann und der Papagei. Fischer, Frankfurt am Main.
Schiller, Friedrich (2004): „Sprüche des Konfuzius". In: Ders.: Sämtliche Werke, Bd. 1. dtv, München.

Zitatnachweis